P. Brugger

Die Ventrikelfunktion bei koronarer Herzkrankheit

Springer-Verlag Wien New York

Oberarzt Dr. Paul Brugger
Abteilung für Kardiologie
Rehabilitationszentrum der Pensionsversicherungsanstalt der Arbeiter, Saalfelden

Mit 33 Abbildungen

CIP-Kurztitelaufnahme der Deutschen Bibliothek

Brugger, Paul:
Die Ventrikelfunktion bei koronarer Herzkrankheit/
P. Brugger.—Wien; New York: Springer, 1987.

ISBN-13: 978-3-211-82006-3 e-ISBN-13: 978-3-7091-8924-5
DOI: 10.1007/978-3-7091-8924-5

Vorwort

Herz-Kreislauf-Erkrankungen führen heute in den industrialisierten Ländern die Liste der Todesursachen an; etwa 54% aller Todesfälle sind darauf zurückzuführen. An der Spitze steht meist ein durch eine stenosierende Koronarsklerose verursachter Herzinfarkt.

Da der weitere Verlauf der koronaren Herzkrankheiten im wesentlichen von der Herzinsuffizienz und dem Ausmaß der Stenose im Koronarsystem beeinflußt wird, ist es von großer Wichtigkeit, die Restleistung des Herzens nach einem Herzinfarkt abzuschätzen und das Ausmaß der betroffenen Gefäße zu kennen.

Besondere Bedeutung kommt dabei der Bestimmung der Ventrikelfunktion zu, da diese als bestimmender Faktor sowohl für den Spontanverlauf als auch für die Therapie der koronaren Herzkrankheit immer mehr in den Vordergrund rückt.

Während bis vor einigen Jahren nur aufwendige Linksherzkatheteruntersuchungen möglich waren, gelingt es in letzter Zeit, auch mit nicht-invasiven nuklearmedizinischen Untersuchungstechniken Veränderungen des Herzens nachzuweisen.

Das vorliegende Buch zeigt erstmals an Hand einer neuen nicht-invasiven nuklearmedizinischen Untersuchungstechnik an einem größeren Krankengut Koronarkranker, daß die Funktion des linken Ventrikels mit einer neuen nicht-invasiven Szintillationssonde sehr gut erfaßt werden kann. Prinzip und Methodik der nuklearmedizinischen Funktionsanalyse des Herzens mit dieser neuen nicht-invasiven Technik werden beschrieben. Die dabei gewonnenen Untersuchungsergebnisse werden in Relation zu Linksherz- und Rechtskatheterdaten sowie zu echokardiographischen

Meßergebnissen gesetzt. Durch die vergleichenden Arbeiten konnte die Gültigkeit der neuen nuklearmedizinischen Methode in Relation zu Linksherz- und Rechtsherzkatheterdaten belegt werden, und es wurde erstmals gezeigt, daß man die für die linksventrikuläre Funktion so wichtige diastolische Funktion nicht-invasiv sehr gut erfassen kann.

Des weiteren wird auf die Physiologie der diastolischen Füllung und der systolischen Funktion des linken Ventrikels eingegangen. Ein Teil der Arbeit befaßt sich mit dem Verhalten der diastolischen Funktion Koronarkranker im Vergleich zu denjenigen von Koronargesunden. Es wird der bedeutende Nachweis erbracht, daß es mittels der nuklearmedizinisch bestimmten Parameter der diastolischen Funktion gut gelingt, Koronarkranke von Koronargesunden zu differenzieren.

Weiters werden die diastolische Funktion des älteren Patienten nach Herzinfarkt, die Relation der diastolischen Füllung zu ventrikulären Arrhythmien und der Einfluß eines Ca-Antagonisten auf die Ventrikelfunktion untersucht und neue therapeutisch wichtige Gesichtspunkte aufgezeigt.

Die zusammenfassende Darstellung zur Bedeutung der kardiologischen Rehabilitation nach Herzinfarkt nimmt zu wichtigen Fragen dieses Themas Stellung und zeigt erstmals, daß durch ein Ausdauerbelastungstraining eine wesentliche Verbesserung der diastolischen Ventrikelfunktion möglich ist.

Schließlich wird die vor allem für den Herzchirurgen und Kardiologen interessante Funktionsverbesserung des linken Ventrikels nach aortokoronarer Bypass-Operation untersucht und die wichtige Erkenntnis erbracht, daß es durch chirurgische Revaskularisation gelingt, die Ventrikelfunktion entscheidend zu verbessern.

Dieses Buch soll allen Ärzten, die Patienten mit koronarer Herzkrankheit behandeln, eine wertvolle Hilfe bieten und auf Grund der neuen Erkenntnisse der Funktionsverbesserung des linken Ventrikels einen Denkanstoß sowohl hinsichtlich der diagnostischen als auch der therapeutischen Möglichkeiten geben.

Mein Dank gilt besonders Herrn Prof. Dr. G. Klein (ärztlicher Leiter des Rehabilitationszentrums der PVArb. Saalfelden) für seine

Unterstützung meiner wissenschaftlichen Arbeiten, ferner Herrn Prof. Dr. C. Steffen, der mir die ersten Anleitungen für die wissenschaftlichen Arbeiten gegeben hat, Frau Dr. C. Halhuber und Herrn Prof. Dr. M. Halhuber, die durch ihre Unterstützung an der Entstehung dieses Buches beteiligt waren.

Bedanken möchte ich mich auch beim Springer-Verlag in Wien, besonders bei Herrn May, der es ermöglicht hat, das Buch in dieser Form vorzustellen.

Ein besonderer Dank gebührt schließlich meiner Frau und meinen Kindern, die durch ihr verständnisvolles Verhalten wesentlich zum Gelingen meines Buches beigetragen haben.

Dieses Buch wird dem Fakultätskollegium der Universität Graz als Habilitationsarbeit vorgelegt.

Saalfelden, im Juni 1987 **P. Brugger**

Inhaltsverzeichnis

1 Einleitung

Das kardiovaskuläre System hat die Aufgabe, die einzelnen Organe und Zellverbände mit Blut zu versorgen, wobei die Funktion des Herzens äußerst komplex und das Resultat von myokardialen Eigenschaften, zentralnervösen Einflüssen, humoralen Faktoren, zirkulierendem Blutvolumen und peripheren Gefäßwiderständen ist [101]. Da Herz- und Kreislauferkrankungen in den meisten Industriestaaten an erster Stelle der Mortalitätsstatistiken stehen, kommt der koronaren Herzkrankheit (KHK) eine besondere Bedeutung zu.

Untersuchungen der globalen und regionalen Funktion des Herzens mit Hilfe der Angiokardiographie sowie der Koronarangiographie haben viel zum Verständnis der Pathophysiologie bei der KHK beigetragen [165].

Eine wesentliche Determinante der kardialen Funktion ist die systolische Ventrikelfunktion. Hämodynamische Studien haben gezeigt, daß Patienten mit koronarer Herzkrankheit häufig eine linksventrikuläre Funktionsstörung aufweisen, die oft erst unter Belastung nachweisbar wird. Dabei kommt es, wie mit invasiven Methoden gezeigt werden konnte, unter Belastung zu ausgedehnten regionalen Kontraktionsstörungen, die zu Hypokinesie, Akinesie und paradoxen Bewegungen führen, während die Ruhefunktion des Herzens noch normal bleibt.

Die Ursache dieser Funktionsstörung besteht darin, daß die stenosierende Koronararteriensklerose zu einer ausgeprägten bindegewebigen Umwandlung der Arbeitsmuskulatur führt, und daraus eine Einschränkung der Pumpleistung des Herzens resultiert. Nach Eintritt eines Myokardinfarktes wird ein Teil des kontraktilen

Muskels durch Narbengewebe ersetzt, wobei dies zu einer mehr oder minder stark ausgeprägten Herabsetzung der Herzfunktion führt. Deshalb bleiben viele Patienten nach Herzinfarkt in ihrer Leistungsfähigkeit eingeschränkt [200].

Die Belastbarkeit der Infarktpatienten steht in unmittelbarem Zusammenhang mit dem Grad der linksventrikulären Funktion, als deren Maß die Ejektionsfraktion gilt [53].

Neben der systolischen, linksventrikulären Funktion spielt die diastolische Ventrikelfunktion eine wesentliche Rolle in der Gesamtbeurteilung der Herzfunktion. Sie beeinflußt sowohl Vorlast als auch Nachlast, wobei die Myokardstruktur eine wesentliche Determinante der diastolischen Eigenschaften ist. Sie beeinflußt mit ihren Muskeleigenschaften die diastolischen Funktionsparameter zu einem wesentlichen Teil direkt. Eine Zunahme des bindegewebigen Anteiles der Herzmuskulatur gegenüber dem muskulären Anteil führt zu einer Abnahme der Myokardelastizität und zu einer Erhöhung des diastolischen Füllungsdruckes und kann damit zur Lungenstauung führen [101].

Durch die Fibrose ändern sich somit nicht nur die kontraktilen Eigenschaften des linken Ventrikels, sondern auch seine diastolische Dehnbarkeit, wodurch das diastolische Einströmen des Blutes behindert wird [153]. Während der funktionelle Zustand des linksventrikulären Myokards anhand der systolischen Ventrikelfunktion bestimmt werden kann, gelingt es mittels der diastolischen Parameter, den strukturellen Zustand zu beurteilen [101]. Der Einfluß der Ischämie auf die diastolische Myokardfunktion bei koronarer Herzkrankheit wurde bereits mehrfach untersucht, wobei neben einem Druck- und Volumenanstieg auch eine verminderte Füllung des linken Ventrikels nachgewiesen werden konnte [9, 28, 60, 86, 144, 153, 185].

Ziel der vorliegenden Arbeit ist es, die systolische und diastolische Linksventrikelfunktion bei Patienten mit koronarer Herzkrankheit zu beschreiben und dieses Verhalten vor, während und nach kardiologischer Rehabilitation zu untersuchen. Besondere Beachtung soll dabei die diastolische Funktion und deren Wert für die linksventrikuläre Funktionsbeurteilung, sowie die Linksventrikelfunktion vor und nach 4wöchigem Training finden. Aufmerksamkeit soll auch der systolischen und diastolischen Funktion vor und nach aortokoronarer Bypass-Operation sowie der systolischen und diastolischen linksventrikulären Funktion bei älteren Patienten nach Herzinfarkt gewidmet werden.

2 Physiologie

2.1 Physiologie der diastolischen Funktion des linken Ventrikels

Der Herzzyklus wird in Systole und Diastole unterteilt, wobei die aktive Kontraktion des Herzmuskels mit der Entleerung des Blutes als Systole und die passive Erschlaffung des Herzmuskels, in der die Füllung des Herzens stattfindet, als Diastole bezeichnet werden. Die linksventrikuläre Diastole beginnt nach dem Ende der Systole mit dem Schluß der Aortenklappen (Abb. 1).

Der diastolische Teil des Herzzyklus wird in folgende Phasen unterteilt:

1. Isovolumetrische Relaxation.
2. Rasche Füllungsphase.
3. Langsame Füllungsphase (Diastase).
4. Atriale Kontraktion.

2.1.1 Isovolumetrische Relaxation

Die erste Phase der diastolischen Füllung ist die isovolumetrische Relaxation des linken Ventrikels, sie beginnt mit dem Aortenklappenschluß und endet mit der Mitralklappenöffnung. Sie kann nichtinvasiv mittels Echokardiographie und gleichzeitiger Phonokardiographie durch Vermessung der Zeitdifferenz zwischen dem phonokardiographisch bestimmten Aortenklappenschluß (A 2) und der echokardiographisch ermittelten Mitralklappenöffnung bestimmt werden [149]. Der Relaxationsvorgang ist ein aktiver

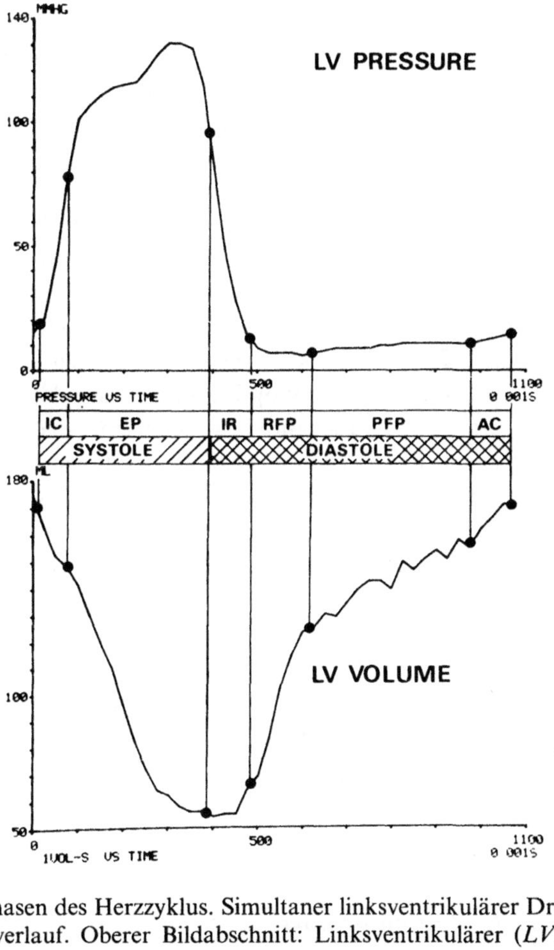

Abb. 1. Phasen des Herzzyklus. Simultaner linksventrikulärer Druck- und Volumenverlauf. Oberer Bildabschnitt: Linksventrikulärer (*LV*) Druck. Unterer Bildabschnitt: Linksventrikuläres (*LV*) Volumen. *IC* Isovolumetrische Kontraktion; *EP* Austreibungsphase; *IR* Isovolumetrische Relaxation; *RFP* rasche Füllungsphase; *PFP* passive Füllungsphase; *AC* atriale Kontraktion

Prozeß, der vom Kalziumtransport vom Myoplasma zum sarkoplasmatischen Retikulum abhängig ist [115]. Untersuchungen am Katzenpapillarmuskel zeigten [174], daß der Relaxationsvorgang nach Isoproterenolgabe über eine gesteigerten Kalziumaufnahme des sarkoplasmatischen Retikulums beschleunigt wurde. Auch neuere biochemische Untersuchungen zeigen, daß die Relaxation des Herzmuskels keine einfache passive Funktion ist, sondern ein komplexer und energieverbrauchender Prozeß. Beim Kontraktionsvorgang wird zum einen Kalzium aus zellulären Bindungsstellen freigesetzt, zum anderen wird durch die erhöhte Kalziumkonzentration am Aktin-Myosin-Komplex und unter Verbrauch von ATP der Kontraktionsvorgang in der Sarkomere eingeleitet und unterhalten [5]. Beim Relaxationsvorgang werden unter ATP-Verbrauch sowohl die Brückenkopfbindungen des Aktin-Myosin-Komplexes gespalten, als auch die Ca-Ionen wieder in die zellulären Bindungsstellen zurückgenommen [117]. Es ist daher denkbar, daß unter ischämischen Bedingungen diese beiden energieverbrauchenden Prozesse während der Relaxation empfindlich gestört sind und zu erheblichen hämodynamischen Veränderungen führen können [116].

Von klinischer Bedeutung ist vor allem die Geschwindigkeit des Relaxationsvorganges, da bei einer nur unvollständigen oder inkompletten Relaxation ein höherer Füllungsdruck zur Dehnung der partiell erschlafften Muskelfasern notwendig ist [101]. Eine inkomplette Relaxation wurde z. B. bei der akuten Myokardischämie nachgewiesen [86].

2.1.2 Rasche Füllungsphase

Die rasche Füllungsphase ist durch einen relativ raschen Druck- und Volumenanstieg mit einer hohen Volumenänderung pro Zeit (dV/dt) charakterisiert (Abb. 1).

Diese frühdiastolische Füllungsphase ist vor allem klinisch wichtig, da bis zu 50% des gesamten diastolischen Volumens in diesem Zeitraum vom linken Vorhof in den linken Ventrikel fließen

[101]. Klinisch wirkt sich vor allem eine Erhöhung des diastolischen Füllungswiderstandes wie z. B. bei der akuten Myokardischämie auf die frühdiastolische Füllungsphase negativ aus, da die rasche Volumenzunahme in der frühen Diastole durch den oft beträchtlichen Anstieg des diastolischen Füllungsdruckes vermindert wird.

Diese Volumenänderungen lassen sich relativ einfach nach Darstellung der Zeit-Volumen-Kurven und dem daraus abgeleiteten maximalen Steilanstieg der raschen diastolischen Füllung (Peak Filling Rate) und der Zeit bis dahin (Time to Peak Filling Rate) mittels Nuclear Stethoscope bestimmen.

Für die nichtinvasive Bestimmung der diastolischen Füllung sind vor allem die isovolumetrische Relaxation und die rasche diastolische Füllungsphase wichtig, während die langsame Füllungsphase und die atriale Kontraktion hiefür weniger Bedeutung aufweisen. Im Einzelfall können die Phasen der passiven Füllung erheblich variieren, vor allem die langsame Füllungsphase, die mit Zunahme der Herzfrequenz eine Verkürzung und mit Abnahme der Frequenz eine Verlängerung erfährt [101].

2.2 Physiologie der systolischen Funktion des linken Ventrikels

Eine erste Beschreibung des Herzens als Pumpe nach physikalisch-technischen Gesichtspunkten geht auf Borelli (1608—1679) im 17. Jahrhundert zurück [29]. Er versuchte, die Kontraktionskraft des Herzens pro Volumeneinheit zu definieren. Um die Jahrhundertwende überträgt Otto Frank die Arbeitsbedingungen eines Muskels experimentell quantitativ vom Skelett- [22] auf den Herzmuskel [69, 70, 71, 72]. Er kann zeigen, daß die maximale Druckentwicklung und das maximale Fördervolumen des Herzens mit der diastolischen Größe der Herzkammer wächst. In der klinischen Situation sind die autoregulatorischen Grenzen des Herzens allerdings nicht aus Ventrikeldruck und Schlagvolumen abzulesen, da der den Ventrikeln jeweils nachgeschaltete arterielle Kreislaufabschnitt die Kammern nicht bis zur isometrischen Grenzleistung fordert [142].

2.2.1 Die Funktion des linken Ventrikels

Die Funktion des linken Ventrikels wird im wesentlichen von folgenden Determinanten bestimmt, die sich gegenseitig beeinflussen [151]:

1. Vorlast (Preload), die der enddiastolischen Wandspannung entspricht. 2. Nachlast (Afterload), die der systolischen Wandspannung entspricht. 3. Kontraktilität des Myokards. 4. Herzfrequenz (HF).

Störungen einer oder mehrerer dieser Determinanten führen zur Aktivierung von Kompensationsmechanismen, die die Aufrechterhaltung eines ausreichenden HZV gewährleisten sollen. Folgende Kompensationsmechanismen können je nach zugrundeliegender Störung wirksam werden:

1. Frank-Starling-Mechanismus. 2. Ventrikuläre Hypertrophie. 3. Aktivierung des sympathischen Nervensystems.

Eine Analyse der Ventrikelfunktion bei der KHK hat somit die Veränderungen dieser Teilkomponenten zu berücksichtigen. Obwohl die „Intrinsische" Herzmuskelfunktion am genauesten durch die Kontraktilitätsparameter, wie maximale Druckanstiegsgeschwindigkeit, bestimmt werden kann [181], ist für klinische Belange die Umsetzung des Parameters „Kontraktilität" in leichter meßbare Größen, wie HZV, Füllungsdruck, arterieller Druck und ventrikuläre Auswurffraktion (EF), voll ausreichend [82, 165].

Besonders die Auswurffraktion (EF), die die Relation zwischen Schlagvolumen (SV) und enddiastolischem Volumen (EDV) ausdrückt, hat sich als wertvoller Parameter zur Beschreibung der globalen linksventrikulären Funktion bewährt. Diese von Noble empfohlene Funktionsgröße des Herzens [171] hat darüber hinaus eine besondere klinische und prognostische Bedeutung erlangt [161, 166].

Aus tierexperimentellen Untersuchungen ist bekannt, daß die Zunahme des enddiastolischen Kammervolumens und Druckes, die im allgemeinen auftritt, wenn mindestens 25% des Ventrikelmyokards akut ischämisch werden [219], über den Frank-Starling-Effekt eine mäßige Zunahme der Verkürzung in den nicht ischämischen Myokardbezirken bewirkt. Ein dramatischer Abfall der Auswurffraktion wird dadurch verhindert oder doch wesentlich abgeschwächt [126]. Während viele Patienten mit koronarer Herzkrankheit in Ruhe eine normale Auswurffraktion des linken Ventrikels aufweisen, zeigen diese Koronarkranken unter Belastung eine belastungsinduzierte ischämische Kontraktionsstörung und meist einen Abfall der Ejektionsfraktion unter Belastung. Diese ischämiebedingten, unter Belastung auftretenden Kontraktionsstörungen des linken Ventrikels wurden erstmals 1976 von Sharma et al. [210] mittels Cineangiographie nachgewiesen.

3 Methode

3.1 Nicht-invasive Untersuchungen

3.1.1 Nicht-invasive Bestimmung der systolischen und diastolischen Linksventrikelfunktion

Die Untersuchungen der systolischen und diastolischen Funktion des linken Ventrikels wurden mit dem Nuclear Stethoscope, einer neu entwickelten mobilen, nicht bildgebenden Szintillationsmeßsonde (Nuclear Stethoscope, Bios, Valhalla New York, Fa. Reynolds, Nürnberg) durchgeführt [230]. Diese besteht aus einem Strahlendetektor, der an einem frei beweglichen Arm angebracht ist, und einem Elektronikbaustein der einen Intel-8085-Mikroprozessor enthält. Mit seiner Hilfe erfolgen die Messungen, Berechnungen und Darstellungen der acquirierten Daten in Echtzeit. Der konvergierende Kollimator des Detektors bündelt die Nutzstrahlung so, daß sich in 4 cm Tiefe, gemessen von der Thoraxwand, eine Eingangsfläche von 70 mm Durchmesser ergibt.

In den vorliegenden Untersuchungen wurden die Zeit-Aktivitäts-Kurven über 60 bis 120 s lang hindurch aufsummiert und nur solche Registrierungen verwendet, die eine enddiastolische Zählrate von mindestens 20 000 Impulsen/10 ms aufwiesen. Die durch Summation der Herzzyklen entstehenden Zeit-Aktivitäts-Kurven weisen eine zeitliche Auflösung von 10 ms pro Kurvenpunkt auf. Diese hohe Auflösung ist gerade zur Bestimmung der diastolischen Funktionsparameter von Bedeutung [7, 32, 35].

Die zu vermessenden Kurvenabschnitte werden mit Hilfe von Lichtmarkern manuell begrenzt. Die Normalisierung der volumenabhängigen Meßgrößen erfolgt auf die enddiastolischen Zählraten.

Mit dem Nuclear Stethoscope werden die Ventrikelvolumina analog zur Radionuklid-Ventrikulographie bestimmt, nachdem sich das im Gefäßsystem verbleibende Radiopharmazeutikum Technetium 99 m (99 mTc, Mallinckrodt Diagnostica) an die Erythrozyten angelagert und homogen im Blut vermischt hat. Nach Gleichverteilung des 99 mTc im Blutpool hängt die vom Kollimator über dem Herzen gemessene Impulsrate von der Blutfüllung der Herzkammern ab. Die radioaktive Strahlung ist in der Diastole wesentlich größer als in der Systole. Während der Diastole und Systole treten zyklische Impulsratenschwankungen in den Herzkammern auf, welche mit dem Kollimator in LAO-Position gemessen werden. Aus der Änderung der Impulsraten während des Herzzyklus wird eine Zeit-Aktivitäts-Kurve über der linken Herzkammer dargestellt (Abb. 2). Da die Höhe der Impulsraten den jeweiligen Ventrikelvolumina entsprechen, erhält man damit eine

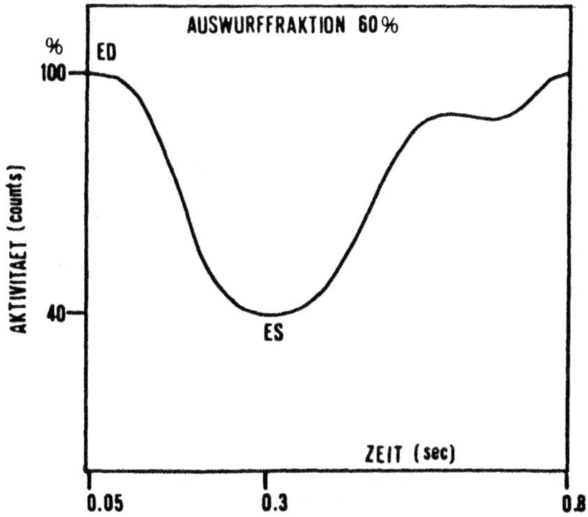

Abb. 2. Zeit-Aktivitäts-Kurve. Die Aktivität ist in Prozent der maximalen Counts im linken Ventrikel (End-Diastole, *ED*) angegeben. Die Veränderung der Aktivität über die Zeit geht parallel der Veränderung des Kammerblutvolumens. Auf die Austreibungsphase (bis End-Systole, *ES*, tiefster Punkt) folgt die Füllungsphase mit der Vorhof-Welle

Zeit-Volumen-Kurve des Herzens, wobei die Maxima der Kurven der Enddiastole und die Minima der Endsystole entsprechen.

Auf die Austreibungsphase (Endsystole, tiefster Punkt) folgt die Füllungsphase mit der raschen und langsamen Füllungswelle und der Vorhofwelle. Aus dem Verhältnis der Aktivität während der Enddiastole (ED) und jener während der Endsystole (ES) wird die Auswurffraktion nach der Formel

$$EF\% = \frac{\text{Counts ED} - \text{Counts ES}}{\text{Counts ED}} \times 100$$

mittels Computer nach Abzug des Backgrounds errechnet.

Zum Auffinden des linken Ventrikels steht eine Einstellhilfe in Form eines Balkens zur Verfügung, der maximal lang sein muß, wenn man sich mit dem Kollimator genau über der Spitze des linken Herzens befindet (Abb. 3). Zusätzlich müssen die Amplituden der Kurven maximal groß sein. Da während der Untersuchung nicht nur Gamma-Quanten vom Herzen, sondern auch aus dem umgebenden Gewebe vor und hinter dem Herzen registriert werden, muß

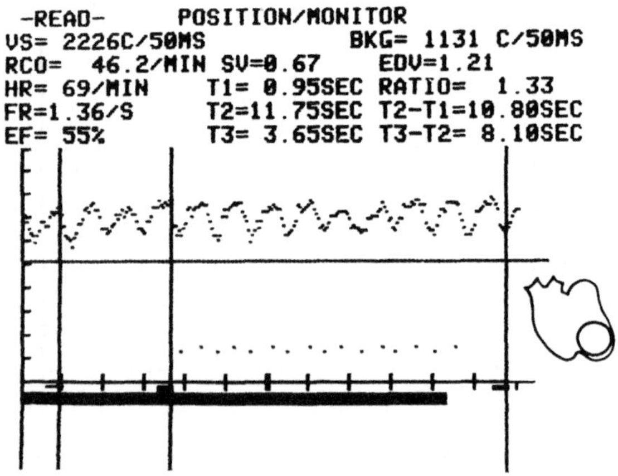

Abb. 3. Computerausdruck Position/Monitor mit Zeitvolumenkurve und Einstellhilfe (langer, schwarzer, waagrechter Balken) für das Auffinden des linken Ventrikels (Kollimator über dem linken Ventrikel)

die während des Herzzyklus dargestellte Volumenkurve unter Berücksichtigung der Hintergrundstrahlung (Background-Strahlung) korrigiert werden. Dieses Background-Areal wird mit Hilfe des Balkens ermittelt und schließlich von der Gesamtaktivität abgezogen. Dabei liegt der Kollimator außerhalb des linken Ventrikels. Der Balken weist eine minimale Länge auf, die Kurven zeigen kaum Amplitudenschwankungen (Abb. 4).

Die Einstellung des linken Ventrikels erfolgte mit Hilfe eines entsprechenden Positionierungsalgorithmus, wobei der Detektor in LAO-30-Grad-Position mit einer kaudalen Kippung von 10 Grad positioniert wurde. Die Backgroundkorrektur erfolgte bei unseren Untersuchungen mit Hilfe eines konstanten Quotienten (Backgrond-Counts/Enddiastolische Counts = 0.52) [97, 135]. Nach Darstellung der Zeit-Aktivitäts-Kurven errechnet der Computer mit Hilfe der Cursors T 1, T 2, und T 3 (als senkrechte Balken dargestellt) die Ejektionsfraktion zur Bestimmung der globalen linksventrikulären systolischen Funktion (Abb. 5). Die Peak Filling Rate (PFR) und Time to Peak Filling Rate (TPFR) geben

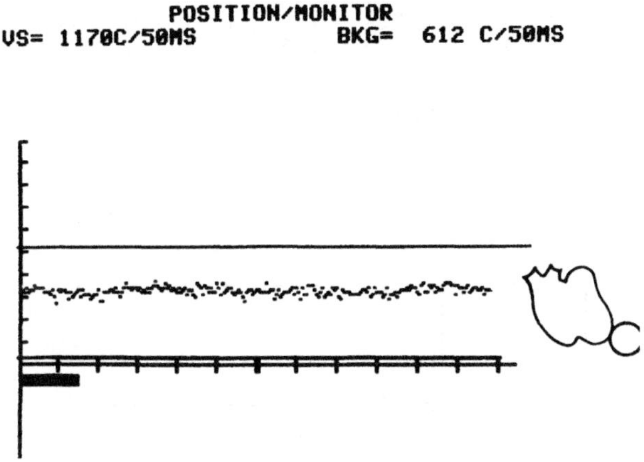

Abb. 4. Einstellhilfe für das Auffinden des Background-Areals (kurzer, schwarzer, waagrechter Balken, Kollimator außerhalb des linken Ventrikels)

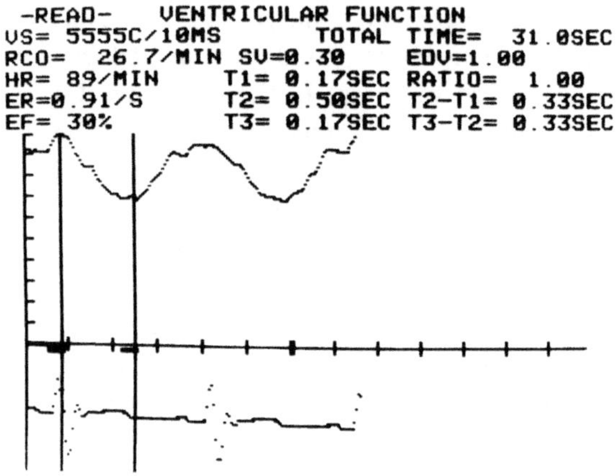

Abb. 5. Computerausdruck Ventricular Function mit 2 Zeitvolumenskurven. Ausdruck verschiedener Funktionsparameter einschließlich Ejektionsfraktion (*EF*)

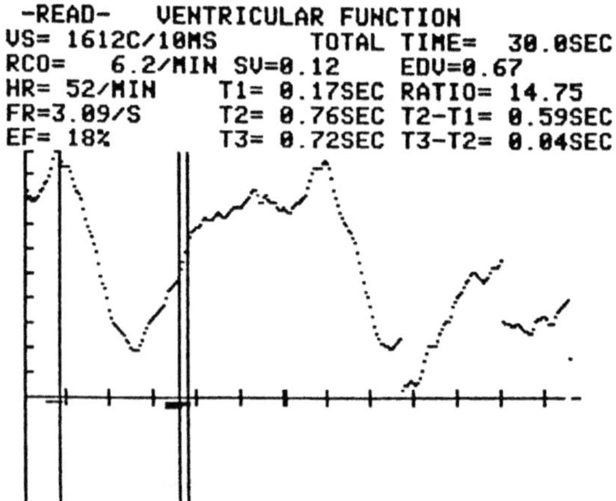

Abb. 6. Computerausdruck Ventricular Function mit Bestimmung der Peak Filling Rate (*PFR* = *FR* maximaler Steilanstieg der Kurve. *VS* vertical scale in Counts pro 10 ms. *T 1*, *T 2*, *T 3* Cursors zur Bestimmung der diastolischen Funktion)

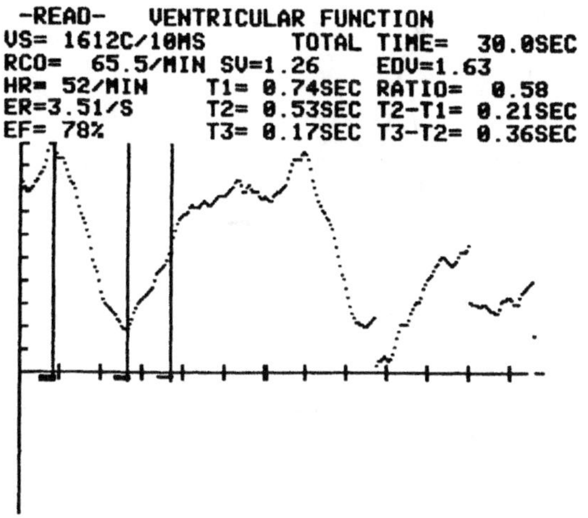

Abb. 7. Computerausdruck Ventricular Function mit 2 Zeitvolumen-Kurven. Ausdruck verschiedener Funktionsparameter einschließlich Time to Peak Filling Rate (*TPFR*), (T2—T1)

Aufschluß über die linksventrikuläre diastolische Funktion, wobei die Peak Filling Rate als der maximale Steilanstieg in der raschen Füllungsphase (Abb. 6) und die TPFR als die Zeit bis zur PFR definiert ist (Abb. 7). Weiters werden der Cardiac Output (RCO), das Schlagvolumen (SV) und das enddiastolische Volumen (EDV) in relativen Einheiten angezeigt sowie die Herzfrequenz (HR) registriert.

3.1.2 Nicht-invasive Bestimmung des Herzminutenvolumens

Die nicht-invasive Bestimmung des Herzminutenvolumens (HMV) wurde mit dem Nuclear Stethoscope durchgeführt. Dabei werden analog zum First-Pass der Radionuklidventrikulographie 5—15 mCi Technetium 99 m als Bolus in die rechte Kubitalvene injiziert. Nach Passage des Aktivitätsbolus werden die vom Herz anfallenden Daten vom Computer gespeichert und auf einem Scope

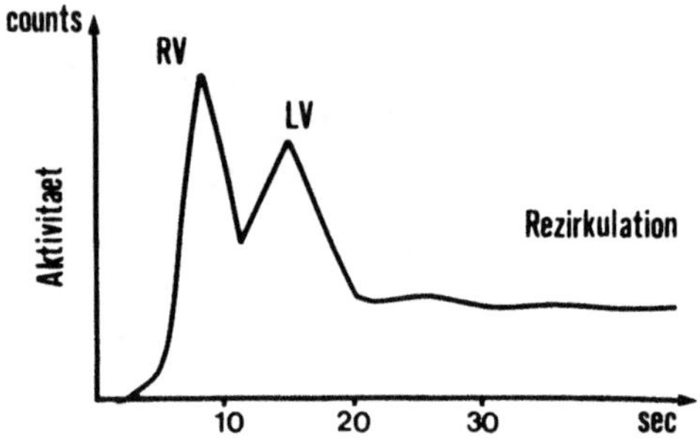

Abb. 8. First-Pass-Methode. Zeit-Aktivitäts-Kurve schematisch. Messung während der Aktivitätspassage durch den rechten (*RV*) und den linken Ventrikel (*LV*) sowie während der ersten Rezirkulation des Blutes („zweigipflige Kurve“)

als Kurve dargestellt. Bei dieser First-Pass-Methode wird die erste Passage eines Aktivitätsbolus durch das Herz registriert. Damit folgt diese Technik dem Prinzip der Farbstoffverdünnungsmessungen. Dieses Verfahren hat das Ziel, die Veränderungen der Aktivität während eines oder mehrerer Herzschläge festzustellen. Bei der First-Pass-Technik wird die erste Passage eines intravenös injizierten Aktivitätsbolus durch die Vena cava, das rechte Herz, die Lunge und das linke Herz registriert. Dabei entsteht über dem Herzen eine zweigipfelige Kurve, deren erstes Maximum der höchsten Aktivität im rechten Ventrikel entspricht [200] (Abb. 8). Der Mikroprozessor errechnet nun automatisch in der First-Transit-Mode die Cardiac-Output-Ratio (COR), welche als das pro Minute zirkulierende Blutvolumen definiert ist (in Relativeinheiten). Daraus kann das absolute Herzminutenvolumen unter Zuhilfenahme der Körperoberfläche und des absoluten Blutvolumens nach folgender Formel berechnet werden [187]:

$$\text{HMV} = \frac{2{,}73\ \text{(Männer)}}{2{,}25\ \text{(Frauen)}}$$
$$\times \text{ Körperoberfläche (KOF)}$$
$$\times \text{ Cardiac-Output-Ratio (COR) in l/min}$$

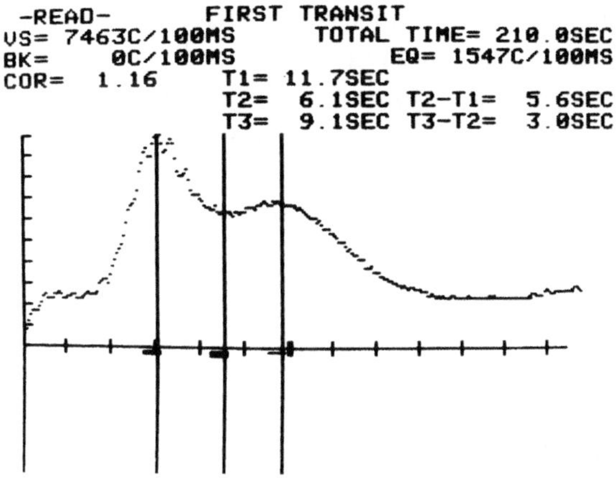

Abb. 9. Computerausdruck First Transit mit einer Zeit-Aktivitäts-Kurve während einer Passage eines Aktivitätsbolus

Neben dem Herzminutenvolumen können mit Hilfe der Cursor T 1, T 2, T 3 die zentralen Kreislaufzeiten als unabhängige Parameter der globalen Herzfunktion (T 2-T 1 = Transitzeit rechter Ventrikel-Lunge, T 3-T 2 = Lungentransitzeit) ermittelt werden (Abb. 9).

3.1.3 Nicht-invasive echokardiographische Untersuchung der Diastole

Die echokardiographischen Messungen wurden mit dem Diasonics-Echogerät durchgeführt. Es wurde ein Schallkopf mit einer Ultraschallfrequenz von 2,25 MHz verwendet. Die Untersuchungen erfolgten in typischer Weise beim liegenden Patienten mit gering erhöhtem Oberkörper in Linksseitenlage mit linksparasternaler Anlottechnik. Mit dieser Einstellung konnten kontinuierliche Echokardiogramme des interventrikulären Septums (IVS), der Hinterwand (HW) und der Mitralklappen (MK) dargestellt werden.

Gleichzeitig mit dem Echokardiogramm wurde ein Phonokardiogramm vom 2. oder 3. Interkostalraum links über ein Kontaktmikrophon (80—300 Hz) abgeleitet. Die Registrierung der genannten Kurven erfolgte simultan auf UV-sensiblem Registrierpapier mit einer Geschwindigkeit von 50 mm/s in Ruhe.

Mit dieser Untersuchungstechnik wurde die isovolumetrische Relaxationszeit echokardiographisch bestimmt, wobei diese als das Zeitintervall zwischen dem phonokardiographisch gemessenen ersten Anteil des zweiten Herztones und dem echokardiographisch bestimmten Beginn der Mitralklappenöffnung definiert ist [96] (Abb. 11).

3.2 Invasive Untersuchungen

3.2.1 Invasive Bestimmung der linksventrikulären diastolischen Funktion mittels Rechtsherzkatheter

Die Einschwemmkatheteruntersuchung wurde mit einem dreilumigen Swan-Ganz-Katheter der Größe 7 French durchgeführt. Dieser wurde über eine Armvene mit der Seldinger-Technik eingeführt und ohne Röntgenkontrolle unter fortlaufender Beobachtung der intrakardialen Drücke an einem Scope über das rechte Herz und die A. pulmonalis in der Pulmonalkapillare eingeschwemmt. Die Druckmessung erfolgte mit einem Meß-Schrank der Firma Hellige. Bei allen Patienten wurde der Pulmonalkapillardruck in Ruhe und unter Belastung im Liegen mittels Fahrradergometrie bestimmt. Die Belastung wurde bei 25 Watt begonnen, alle 2 Minuten um weitere 25 Watt gesteigert. In Ruhe und unter Belastung wurden folgende Parameter gemessen: der mittlere Pulmonalarteriendruck, der Pulmonalkapillardruck (PCP), die Herzfrequenz aus dem mitregistrierten EKG und der Blutdruck am Arm nach Riva-Rocci. Folgende Abbruchkriterien galten sowohl beim Belastungs-EKG als auch bei der Einschwemmkatheteruntersuchung: Auftreten von Angina pectoris oder deutliche Dyspnoe, Kammerendteilveränderungen im EKG (ST-Strecken-Senkungen von mehr als 0,2 mV), schwere Herzrhythmusstörungen sowie muskuläre Erschöpfung des Patienten. Die Belastung wurde ebenfalls abgebrochen bei einem PCP-Anstieg über 35 mm Hg bzw. des systolischen Blutdruckes über 250 mm Hg sowie bei Erreichen der altersentsprechenden Herzfrequenz [88, 167, 234, 240].

3.2.2 Invasive Bestimmung des Herzminutenvolumens

Zur invasiven Bestimmung des Herzminutenvolumens wurde ein Rechtsherzkatheter (Swan-Ganz-Katheter der Größe 7 French) eingeschwemmt und das Herzminutenvolumen in Ruhe nach der Thermodilutionsmethode aus zwei bis drei Meßpunkten bestimmt.

Nach Einführen eines Swan-Ganz-Katheters der Größe 7 French über eine Armvene wurde der Katheter ohne Röntgenkontrolle unter fortlaufender Beobachtung der intrakardialen Drücke an einem Scope in die Arteria pulmonalis eingeführt. Durch die im rechten Vorhof liegende proximale Öffnung des Katheters wurden 10 ml einer 0,9%igen sterilen NaCl-Kältelösung (0—5 Grad Celsius) injiziert. Die Registrierung der verdünnten Kälte erfolgte mit dem Thermistor in der Pulmonalarterie. Die Berechnung des HMV wurde mit einem Computer (Edwards-Cardiac-Output-Computer, Modell 9520 A) nach der Stewart-und-Hamilton-Methode durchgeführt.

3.3 Vergleichende Untersuchungen zwischen invasiven und nicht-invasiven Meßgrößen

3.3.1 Vergleich zwischen der mittels Einschwemmkatheter und der nicht-invasiv bestimmten diastolischen Funktion

Die aktive Füllungsphase der Diastole umfaßt die frühdiastolische Ventrikelfüllung, die durch eine Überlappung von aktiver systolischer Relaxation und passiver diastolischer Füllung gekennzeichnet wird. Charakteristisch für die aktive Füllungsphase ist die rasche Volumenzunahme trotz des fallenden linksventrikulären Druckes. Diese frühdiastolische Füllungsphase ist klinisch wichtig, da — wie bereits erwähnt — bis zu 50% des gesamten diastolischen Volumens in diesem Zeitraum vom linken Vorhof in den linken Ventrikel fließen [101].

Während die Beziehungen zwischen der isovolumetrischen Relaxation und der Ventrikelfüllung am Menschen bereits untersucht wurden [65, 77, 81, 183, 207, 232] liegen noch keine Untersuchungen darüber vor, ob zwischen dem invasiv gemessenen Pulmonalkapillardruck und den nicht-invasiv bestimmten volumenabhängigen Variablen der diastolischen Funktion eine Beziehung besteht. Es wurde daher der Frage nachgegangen, ob zwischen dem Pulmonalkapillardruck und den mit Hilfe von Radionukliden ermittelten Parametern der diastolischen Füllung (PFR und TPFR) eine Relation besteht.

3.3.1.1 Patienten und Methode

Untersucht wurden 28 Patienten (Durchschnittsalter 50 Jahre, 27 Männer und 1 Frau). 13 Patienten hatten einen Vorderwandinfarkt, 10 einen Hinderwandinfarkt durchgemacht. Bei den restlichen 5 Patienten bestand eine koronarangiographisch nachgewiesene koronare Herzkrankheit. Die Patienten nach Herzinfarkt wiesen im EKG diagnostische Q-Zacken $\geqslant$ 40 ms Dauer bzw. einen entsprechenden R-Verlust auf. Bei allen Probanden wurden Betablocker, Nitrate und Kalziumantagonisten 48 Stunden vor der Untersuchung abgesetzt. Als Kontrollgruppe für die nuklearmedizinische Untersuchung dienten 22 und für den Einschwemmkatheter 11 Patienten gleicher Altersverteilung ohne Hinweise für eine koronare Herzkrankheit.

Mittels Einschwemmkatheter wurde der Pulmonalkapillardruck (PCP) in Ruhe und unter maximaler körperlicher Belastung bestimmt. Gleichzeitig mit der invasiven Untersuchung erfolgte die Ermittlung der maximalen Füllungsrate (PFR) und der Zeit bis zur PFR (TPFR) mit Hilfe des Nuclear Stethoscope. Außerdem wurde die Ejektionsfraktion (EF) in Ruhe bestimmt. Die Auswertung der Ergebnisse erfolgte mit dem t-Test nach Student.

3.3.1.2 Ergebnisse

Insgesamt wurden bei 28 Patienten mit KHK zum größten Teil nach Herzinfarkt die Druckwerte in der Pulmonalkapillare in Ruhe und unter Belastung gemessen, sowie die genannten nichtinvasiven Parameter der systolischen und diastolischen Funktion bestimmt. Dies sind die Ejektionsfraktion, die Peak Filling Rate (PFR, maximale Füllungsgeschwindigkeit während der raschen diastolischen Füllungsphase) und die TPFR (Zeitdauer von der Endsystole bis zur PFR). Dabei fand sich bei 39,3% der Koronarkranken ein

Tabelle 1. Pulmonalkapillardruck (PCP) in Ruhe und unter Belastung bei 28 Patienten mit koronarer Herzkrankheit

Pulmonalkapillardruck (PCP)	n	%
Erhöhter PCP in Ruhe	7	25,0
Überhöhter Anstieg des PCP bei Belastung	10	35,7
Normaler PCP in Ruhe und bei Belastung	11	39,3
Überhöhter PCP in Ruhe und bei Belastung	17	60,7

Tabelle 2. Diastolisches Füllverhalten in Ruhe bei 28 Patienten mit koronarer Herzkrankheit

Diastolische Parameter	n	%
Abnorme Peak Filling Rate (PFR) (< 2,5 EDV/sec)	12	42,9
Verlängerte Time to Peak Filling Rate (TPFR) (> 180 m/sec)	3	10,7
Abnorme PFR und verlängerte TPFR	7	25,0
Normale diastolische Funktion	6	21,4
Abnorme PFR und/oder TPFR	22	78,6

Tabelle 3. Klinische Daten der Koronarkranken mit nuklearmedizinisch bestimmter Auswurffraktion (EF) in Ruhe sowie der diastolischen Funktion (Peak Filling Rate [PFR], Time to Peak Filling Rate [TPFR]) und Pulmonalkapillardruck (PCP) in Ruhe und unter Belastung mit Angabe der maximalen Ergometerleistung

Patient Nr.	Geschlecht	Alter, Jahre	Infarkt	EF Ruhe %	PFR Ruhe EDV/sec	TPFR Ruhe m/sec	PCP Ruhe mmHg	PCP Bel. mmHg	Maximale Belastung Watt
1	m	59	HW	61	2,48	230	7	20	100
2	m	55	HW	51	2,22	200	13	25	50
3	m	62	HW	70	2,47	140	14	25	75
4	m	45	O	67	3,02	100	5	16	125
5	m	55	VW	60	1,92	140	10	18	75
6	m	45	VW	66	3,09	240	12	20	50
7	w	44	VW	44	1,80	170	11	30	100
8	m	55	O	60	3,48	120	11	18	75
9	m	50	VW	49	1,81	180	10	22	100
10	m	33	HW	35	2,33	130	5	15	100
11	m	51	O	74	3,12	160	7	15	125
12	m	42	VW	58	2,71	200	7	28	100
13	m	48	HW	45	1,84	140	16	25	125

14	m	54	VW	44	2,21	170	22	28	100
15	m	52	HW	59	3,01	190	12	33	50
16	m	30	VW	30	2,10	190	16	38	25
17	m	52	O	70	3,12	100	7	14	100
18	m	55	O	85	3,11	130	7	15	100
19	m	50	VW	35	2,04	160	8	22	75
20	m	49	HW	75	2,48	150	8	16	125
21	m	44	VW	63	3,11	150	10	20	125
22	m	50	VW	43	1,38	320	6	16	75
23	m	52	VW	26	1,48	140	25	32	50
24	m	45	VW	37	2,03	270	8	30	50
25	m	46	HW	71	2,38	170	10	30	50
26	m	56	VW	41	1,76	150	14	32	25
27	m	57	HW	52	1,56	210	5	29	125
28	m	53	HW	52	1,93	150	8	26	125
x̄		49,6		54,4	2,36	171,4	10,5	23,5	85,7
SD		7,1		15,1	0,59	49,5	4,8	6,7	32,2

HW Hinterwandinfarkt, *VW* Vorderwandinfarkt, *0* kein Infarkt; $\bar{x}$ Mittelwert, *SD* Standardabweichung.

normales Verhalten des pulmonalen Kapillardruckes bei maximaler körperlicher Belastung. 60,7% wiesen einen pathologischen PCP auf, wovon bei 35,7% ein überhöhter Anstieg des Pulmonalkapillardruckes bei Belastung und bei 25% ein erhöhter Pulmonalkapillardruck in Ruhe nachweisbar war (Tabelle 1). Bei Betrachtung der mit dem Nuclear Stethoscope nicht-invasiv ermittelten Parameter der diastolischen Funktion fand sich in 21,4% eine normale diastolische Funktion, während in 78,6% gestörte Parameter der diastolischen Funktion bestanden. 42,9% wiesen eine erniedrigte Peak Filling Rate und 10,7% eine verlängerte Time to Peak Filling Rate auf. Bei 25% waren beide Parameter der diastolischen Funktion abnorm verändert. Insgesamt wiesen somit 22 Koronarkranke (78,6%) eine abnorme diastolische Funktion auf, wobei entweder eine erniedrigte Peak Filling Rate, oder eine verlängerte Time to Peak Filling Rate vorlag oder beide Parameter pathologisch ausfielen (Tabelle 2).

Tabelle 3 gibt einen Gesamtüberblick der klinischen Daten einschließlich der nicht-invasiven und invasiven Untersuchungsergebnisse bei den Koronarkranken.

Tabelle 4 zeigt die Normalwerte der durch Einschwemmkatheter gewonnenen Druckwerte in mm Hg [121]. Bei Untersuchung der systolischen Funktion wiesen 57,1% der Patienten eine eingeschränkte Ejektionsfraktion in Ruhe auf. Die Mittelwerte der Ruhe-EF betrugen nach Vorderwandinfarkt ($n = 13$), 45,8% ± 12,7, nach Hinterwandinfarkt ($n = 10$), 57,1% ± 2,6 und bei den übrigen Koronarkranken ($n = 5$) 71,2% ± 9,3. Der Unterschied der EF erwies sich zwischen den 3 Gruppen als signifikant ($p < 0.01$). Unter Berücksichtigung aller Koronarkranken, einschließlich der Infarktpatienten, betrugen die Mittelwerte der Ejektionsfraktion in Ruhe 54,4% ± 15,1. In der Kontrollgruppe waren bei allen Patienten normale Parameter der systolischen und diastolischen Funktion nachweisbar (EF > 60%, PFR > 2,5 EDV/s, TPFR < 180 ms).

In Tabelle 5 sind die invasiven Ergebnisse bei Normalpersonen einschließlich der Herzfrequenz (HF) und der maximalen Ergometerleistung angeführt.

Tabelle 4. Normalwerte für durch Einschwemmkatheter gewonnene Druckwerte in mm Hg (z. T. nach Just und Kaltenbach Zit. nach Klepzig [121].

	Re. Vorhof	Re. Kammer		A. pulmonaris			PCP
	m	syst.	enddiast.	syst.	diast.	m	m
Ruhe	1—5	20—30	2—7	16—30	4—13	9—18	4,5—12
25 Watt*				30	18	24	18
50 Watt				34	25	25	18
75 Watt				38	19	28	19
100 Watt				42	21	30	21
125 Watt				42	22	30	22
150 Watt				43	22	31	22
175 Watt				43	22	31	22

* Für die Belastung werden nur Maximalwerte angegeben, *PCP* Pulmonary Capillary Pressure, *m* Mittelwert.

Tabelle 5. Invasive Untersuchungsergebnisse bei Normalpersonen (n = 11) mit Pulmonalkapillardruck (PCP) einschließlich der Herzfrequenz (HF) in Ruhe (R) und unter Belastung (B) und der maximalen Ergometerleistung

Pat. Nr.	HF		PCP		Max. Bel.
	R	B	R	B	
1	72	116	9	7	75
2	99	174	8	11	100
3	75	128	7	8	100
4	62	106	7	9	75
5	90	170	7	18	100
6	60	90	10	12	75
7	60	136	9	10	100
8	59	110	10	13	100
9	79	117	10	9	75
10	60	136	9	10	125
11	65	97	4	8	75
$\bar{x}$	71,0	125,5	8,2	10,5	90,9
SD	13,6	27,2	1,9	3,1	16,9

$\bar{x}$ Mittelwert, *SD* Standardabweichung.

3.3.2 Untersuchungen zur Vergleichbarkeit des invasiv und des nicht-invasiv bestimmten Herzminutenvolumens

Zur Bestimmung des Herzminutenvolumens werden derzeit vor allem 3 Methoden in größerem Umfang durchgeführt, nämlich die Sauerstoffmethode nach Fick, die Indikatorverdünnungsmethode mit Farbstoff und die Thermodilutionsmethode [113]. Der Nachteil dieser Verfahren besteht darin, daß die Herzminutenvolumenbestimmung invasiv erfolgen muß und deshalb mit einem gewissen Aufwand und einem erhöhten Risiko verbunden ist.

Zweck dieser Untersuchungen war es, das mittels Nuclear Stethoscope auf nichtinvasivem Weg ermittelte Herzminutenvolumen mit der herkömmlichen invasiven Thermodilutionsmethode zu vergleichen.

3.3.2.1 Patienten und Methode

Die Untersuchung wurde an insgesamt 27 Patienten (24 männliche, 3 weibliche Probanden, Durchschnittsalter 53 Jahre) vorgenommen. 23 Patienten hatten einen Myokardinfarkt durchgemacht (15 einen Vorderwand- und 8 einen Hinterwandinfarkt), die restlichen Patienten wiesen eine koronarangiographisch gesicherte koronare Herzkrankheit auf. Bei allen Patienten wurden im Rahmen der Herzfunktionsdiagnostik eine Rechtsherzkatheter-Untersuchung durchgeführt und das Herzminutenvolumen in Ruhe nach der Thermodilutionsmethode aus 2 bis 3 Meßpunkten bestimmt. Neben dieser Rechtsherzkatheter-Untersuchung wurde bei allen Koronarkranken unmittelbar nach dem Einschwemmkatheter auch eine Funktionsanalyse mit nicht-invasiver Bestimmung des Herzminutenvolumens mittels des Nuclear Stethoscopes vorgenommen.

3.3.2.2 Ergebnisse

Die Ergebnisse der Herzminutenvolumenbestimmung bei sämtlichen Patienten mit Hilfe der beiden genannten Methoden sind in Tabelle 6 zusammengestellt. Der mit der Thermodilution gewonnene Wert des HMV stellt das arithmetische Mittel von 2 bis 3 Einzelinjektionen dar (Tabelle 7). Aus den 27 Koordinatenpunkten wurde eine Regressionsgleichung errechnet und die entsprechende Gerade in das Koordinatensystem eingetragen. Wenn man auf der Y-Achse die Meßergebnisse der mit dem Nuclear Stethoscope gewonnenen Werte und auf der X-Achse die der Thermodilutionsmethode aufträgt, lautet die Regressionsgleichung $Y = 0{,}74 \times + 1{,}53$. Der Korrelationskoeffizient beträgt dabei $r = 0{,}89$ bei $n = 27$ (Abb. 10). Beim statistischen Vergleich der erhobenen Werte des HMV beider Methoden mittels des t-Tests nach Student ergab sich kein signifikanter Unterschied (Irrtumswahrscheinlichkeit: 22%; $s = 0{,}763$). Die Durchführung der invasiven Messungen verlief bei allen 27 Patienten ohne Komplikationen.

Tabelle 6. Ergebnisse der nichtinvasiven HMV-Bestimmung mit dem Nuklearstethoskop im Vergleich zur Thermodilutionsmethode bei 27 Patienten

Pat. Nr.	Herzminutenvolumen (HMV)	
	Thermodilution	Nuclear Stethoscope
1	5,92	5,97
2	5,21	5,59
3	5,95	5,84
4	2,79	2,93
5	7,29	6,31
6	4,31	4,25
7	6,44	5,84
8	4,15	5,31
9	6,59	6,64
10	6,25	7,65
11	8,02	7,81
12	3,47	3,87
13	7,39	5,63
14	5,61	5,80
15	6,57	6,25
16	8,74	8,15
17	3,12	4,21
18	4,05	5,20
19	3,99	5,32
20	6,44	7,02
21	6,64	6,12
22	3,95	4,21
23	4,81	5,23
24	3,96	4,38
25	4,06	5,31
26	2,72	3,20
27	3,52	2,93

Tabelle 7. Meßergebnisse der Herzminutenvolumenbestimmung mit der Thermodilutionsmethode (2—3 Einzelinjektionen) bei 27 Patienten

Pat. Nr.	1. Messung	2. Messung	3. Messung
1	5,59	6,24	—
2	5,16	5,25	—
3	5,57	6,26	6,01
4	2,61	2,96	—
5	7,01	7,56	—
6	4,41	4,20	—
7	6,31	6,56	—
8	4,08	4,21	—
9	5,99	7,34	6,45
10	5,42	7,34	5,98
11	7,59	8,45	—
12	3,11	3,82	3,47
13	7,10	7,75	7,33
14	5,02	6,19	5,62
15	6,27	6,87	—
16	8,50	9,01	8,70
17	3,00	3,41	2,95
18	3,42	4,75	3,99
19	3,77	4,20	4,01
20	6,27	6,61	—
21	5,16	7,57	7,19
22	3,83	4,07	—
23	4,90	4,71	—
24	3,81	4,11	—
25	3,90	4,21	—
26	2,81	2,63	—
27	3,62	3,41	—

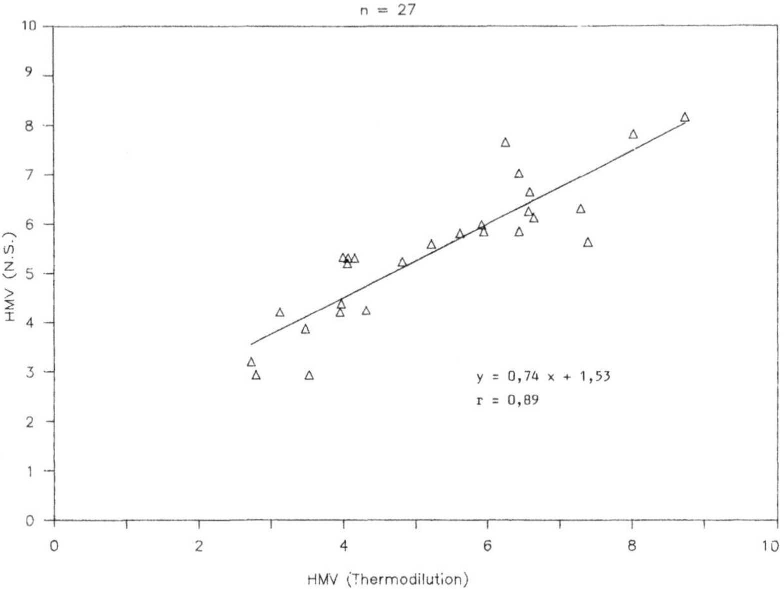

Abb. 10. Vergleichende Bestimmungen des Herzminutenvolumens (*HMV*), ermittelt mit der Thermodilutionsmethode (Thermodil.) und dem Nuclear Stethoskope (N.S.) bei 27 Patienten mit KHK

3.3.3 Vergleichende echokardiographische und nuklearmedizinische Untersuchungen zur Bestimmung der isovolumetrischen Relaxation

Bei Patienten mit koronarer Herzkrankheit besteht oft eine Funktionsstörung, wobei eine Ischämie des linken Ventrikels zu klinisch signifikanten Veränderungen der diastolischen Funktion führen kann, bei nur geringgradigen oder gar keinen Veränderungen der systolischen Funktion [4]. Aus Untersuchungen von Bonow [28], durchgeführt mit der Radionuklidventrikulographie, ist bekannt, daß sich diese bei Koronarkranken oft auftretende diastolische Funktionsstörung durch Bestimmung der Variablen PFR und TPFR gut nachweisen läßt.

Da mit der PFR neben der raschen diastolischen Füllung auch die Relaxation erfaßt wird [28] und sich die Relaxation relativ

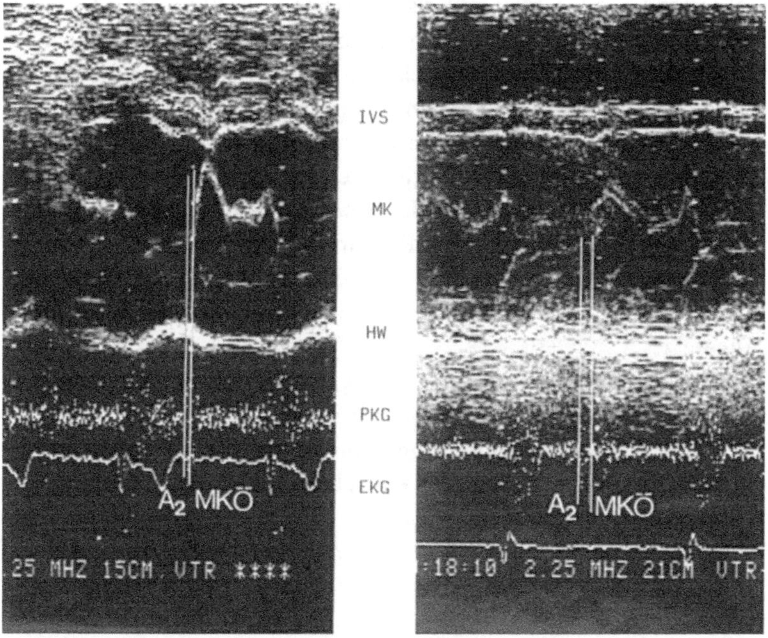

Abb. 11. Gleichzeitige echokardiographische und phonokardiographische Aufzeichnung eines Patienten mit koronarer Herzkrankheit (links) und einer gesunden Vergleichsperson (rechts). *A 2* Aortenklappenschluß, *MK* Mitralklappe, *MKÖ* Mitralklappenöffnung, *IVS* interventrikuläres Septum, *HW* Hinterwand, *PKG* Phonokardiographie

einfach mittels gleichzeitig durchgeführter Echokardiographie und Phonokardiographie bestimmen läßt, sind wir der Frage nachgegangen, ob zwischen der mittels Nuclear Stethoscope bestimmten PFR und der echokardiographisch bestimmten Relaxation eine Korrelation besteht.

3.3.3.1 Patienten und Methode

Es wurden 12 Patienten mit koronarer Herzkrankheit, zum größten Teil nach Myokardinfarkt im Alter von 50 bis 67 Jahren (Durchschnittsalter 57 Jahre) mittels M-Mode-Echokardiographie und gleichzeitiger Phonokardiographie untersucht. Bei allen Patienten wurde die isovolumetrische Relaxationszeit bestimmt, die definiert ist als das Zeitintervall zwischen dem phonokardiographisch gemessenen ersten Anteil des zweiten Herztones (A 2) und dem echokardiographisch bestimmten Beginn der Mitralklappenöffnung [96] (Abb. 11). Unmittelbar nach der echokardiographischen Untersuchung wurde die Peak Filling Rate mittels Nuclear Stethoscope in Ruhe bestimmt. Bei allen Patienten wurden Betablocker, Kalziumantagonisten und Nitrate 48 Stunden vor der Untersuchung abgesetzt.

Als Vergleichsgruppe der echokardiographisch untersuchten Relaxationszeit dienten 10 Koronargesunde.

Zur statistischen Auswertung wurde eine lineare Regressionsanalyse durchgeführt und der Korrelationskoeffizient bestimmt.

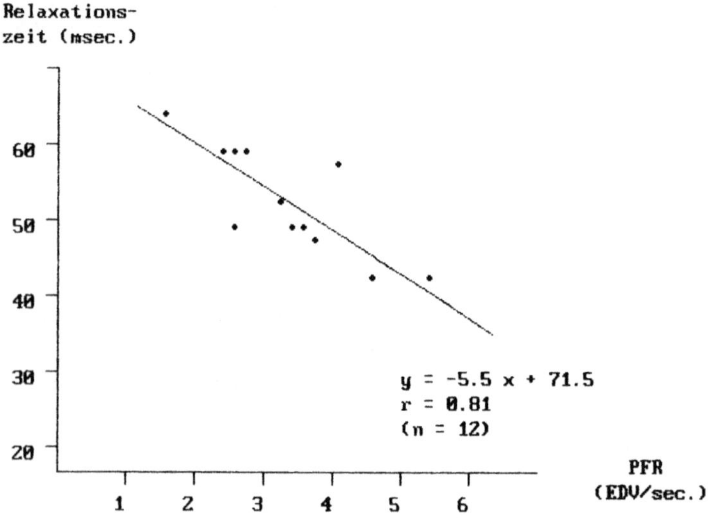

Abb. 12. Vergleichende Bestimmung der mittels M-Mode bestimmten Relaxationszeit und der nuklearmedizinisch ermittelten Relaxation (Peak Filling Rate, *PFR*)

Tabelle 8. Klinische Daten von 12 Patienten mit koronarer Herzkrankheit einschließlich echo- und phonokardiographisch ermittelter Relaxation

Nr.	Alter, Jahre	Infarkt	Echokardiographie	Nuclear Stethoscope
			Relaxationszeit (m/sec)	Peak Filling Rate (EDV/sec)
1	53	0	44	5,23
2	61	0	50	3,38
3	52	HWI	52	3.30
4	61	HWI	60	2,79
5	67	0	60	2,50
6	53	VWI	58	4,01
7	56	HWI	50	2,67
8	53	0	44	4,45
9	53	VWI	50	3,61
10	50	HWI	48	3,82
11	63	VWI	60	2,36
12	60	HWI	64	1,60
	56,8 + −5,3		53,3 + −6,7	3,31 + −0,99

3.3.3.2 Ergebnisse

Bei allen 12 Patienten wurden die echokardiographisch bestimmte Relaxationszeit und die Peak Filling Rate untersucht.

Die Mittelwerte der echokardiographisch bestimmten Relaxationszeit betrugen bei den Koronarkranken (n = 12) 53.3 ± 6.7 ms und bei der Vergleichsgruppe der Koronargesunden (n = 10) 29.6 ± 9.3 ms, wobei der Unterschied zwischen diesen beiden Gruppen signifikant ausfiel ($p < 0.0001$).

Die Mittelwerte der PFR lauteten 3.31 ± 0.99 EDV/s Aus den 12 Koordinatenpunkten wurde eine Regressionsgleichung errechnet und die entsprechende Gerade in das Koordinatensystem eingetragen. Wenn man auf der x-Achse die Meßergebnisse der mit dem Nuclear Stethoscope gewonnenen Werte der PFR und auf der y-Achse die echo- und phonokardiographisch ermittelte Relaxationszeit einträgt, lautet die Regressionsgleichung: $Y = —5.5 \times +71{,}5$. Der Korrelationskoeffizient beträgt dabei: $r = 0{,}81$ bei $n = 12$ (Abb. 12).

Tabelle 8 zeigt die echokardiographischen und nuklearmedizinischen Meßergebnisse der 12 Patienten mit koronarer Herzkrankheit.

4 Die Linksventrikelfunktion bei Patienten mit koronarer Herzkrankheit

4.1 Die diastolische Funktion in Ruhe

Die diastolische Funktion hat bei Patienten mit koronarer Herzkrankheit besonderes Interesse erlangt, da zahlreiche Autoren Störungen der diastolischen Funktion des linken Ventrikels bei Patienten mit koronarer Herzkrankheit beobachtet haben [9, 20, 60, 66, 77, 80, 86, 145, 146, 154, 156]. Nach akutem Herzinfarkt wurden regionale Relaxationsstörungen [80], eine verminderte rasche diastolische Füllung [93], eine verminderte Compliance [36, 56, 86, 156] und geänderte Druck-Volumen-Beziehungen während der Enddiastole [77, 93] beobachtet. Diese Störung der diastolischen Funktion ist auf die Entwicklung einer Myokardfibrose mit Änderungen der Dehnbarkeit des linken Ventrikels zurückzuführen [56, 77, 156].

Da mit der von uns angewandten, nicht-invasiven Methode (Nuklear Stethoscope) nur wenige Mitteilungen über die diastolische Funktion bei Koronarkranken vorliegen [13, 32, 98, 217], war es von Interesse, die Peak Filling Rate und Time to Peak Filling Rate als Parameter der diastolischen Funktion bei Koronarkranken zu untersuchen, um festzustellen, ob sich diese nicht-invasiv ermittelten Variablen der diastolischen Funktion eignen, eine diastolische Funktionsstörung bei Koronarkranken nachzuweisen. Des weiteren sind wir der Frage nachgegangen, in welchem Ausmaß bei Patienten mit koronarer Herzkrankheit eine linksventrikuläre diastolische Funktionsstörung als Maß der Myokardschädigung vorliegt.

4.1.1 Patienten und Methode

Untersucht wurden 64 Patienten (61 Männer, 3 Frauen) mit einem Alter zwischen 38 und 64 Jahren (Durchschnittsalter 48 Jahre). Bei 51 Patienten bestand eine koronarangiographisch nachgewiesene koronare Herzkrankheit. Die restlichen 13 Patienten wiesen ein pathologisches Belastungs-EKG sowie eine typische Infarktanamnese auf. 53 Patienten hatten bereits einen Myokardinfarkt durchgemacht, wobei 30 einen Vorderwand- und 23 Patienten einen Hinterwandinfarkt durchgemacht hatten. Weiters wurden 22 freiwillige Probanden mit degenerativen rheumatischen Erkrankungen im Alter von 32 bis 58 Jahren untersucht, bei welchen eine koronare Herzkrankheit anamnestisch und mittels der Ergometrie ausgeschlossen werden konnte.

Bei den Probanden wurden Betarezeptorenblocker, Nitrate und Kalziumantagonisten 48 Stunden vor der Untersuchung abgesetzt. Bei allen Patienten wurde zur Bestimmung der linksventrikulären diastolischen Funktion die Peak Filling Rate (PFR) und die Time to Peak Filling Rate (TPFR) in Ruhe bestimmt.

Die statistische Auswertung der Ergebnisse erfolgte mit dem t-Test nach Student. Als Signifikanzgrenze wurde eine Irrtumswahrscheinlichkeit von 5% bei zweiseitiger Fragestellung vorgegeben [195].

4.1.2 Ergebnisse

Während eine verlängerte TPFR in nur 12,5% der Fälle nachgewiesen werden konnte, konnte eine alleinige abnorme PFR in einem häufigeren Prozentsatz, nämlich in 45,3% der Fälle festgestellt werden. Bei 28,1% waren beide Parameter der diastolischen Funktion pathologisch verändert. Eine normale diastolische Funktion (PFR > 2,5 EDV/s und eine TPFR < 180 ms) war nur bei 9 der Koronarkranken nachweisbar (14,1%). Alle Patienten der Kontrollgruppe wiesen normale Parameter der diastolischen Funktion auf. Insgesamt war bei 55 Patienten (85,9%) eine abnorme diastolische Funktion feststellbar. Dabei fand sich entweder eine verlänger-

Tabelle 9. Diastolisches Füllverhalten bei 64 Patienten mit koronarer Herzkrankheit

Diastolische Parameter	n	%
Abnorme Peak Filling Rate (PFR) (< 2,5 EDV/sec)	29	45,3
Verlängerte Time to Peak Filling Rate (TPFR) (> 180 m/sec)	8	12,5
Abnorme PFR und verlängerte TPFR	18	28,1
Normale diastolische Funktion	9	14,1
Abnorme PFR und/oder TPFR	55	85,9

te TPFR oder eine abnorme PFR oder aber waren beide Parameter der diastolischen Funktion pathologisch (abnorme PFR und/oder TPFR) (Tabelle 9).

Bei Betrachtung der Patienten, die entweder eine abnorme PFR oder eine verlängerte TPFR aufwiesen und der Patienten, bei denen beide diastolischen Parameter pathologisch ausfielen, war insgesamt bei 47 Patienten eine abnorme PFR feststellbar und eine verlängerte TPFR bei 26 Patienten.

4.2 Relation zwischen linksventrikulärer diastolischer Funktion und ventrikulären Arrhythmien

Nach epidemiologischen Studien ist bekannt, daß bei Postinfarktpatienten vor allem in den ersten Jahren nach dem Infarkt mit einer erhöhten Mortalität zu rechnen ist [14, 225]. Diese erhöhte Mortalität ist neben Reinfarkt und dem Auftreten einer Pumpinsuffizienz des Herzens auch vorwiegend auf Herzrhythmusstörungen zurückzuführen, wobei 80 bis 90% der Patienten in der chronischen Phase des Myokardinfarktes ventrikuläre Ektopien aufweisen [14, 15, 46, 139, 140, 194, 226, 227]. Diese führen, wenn sie in einer gewissen

Häufung bzw. in komplexen Formen auftreten, signifikant öfter zum plötzlichen Herztod infolge Kammerflimmern [17, 50, 51, 99, 124, 138, 139, 140, 201, 224, 225]. In diesem Zusammenhang sind Untersuchungen von mehreren Autoren [15, 122, 206, 209] interessant, weil sie zeigen, daß eine Relation zwischen dem Ausmaß der linksventrikulären Funktionsstörung bei Patienten mit koronarer Herzkrankheit (KHK) bzw. Zustand nach Myokardinfarkt und dem Auftreten ventrikulärer Arrhythmien besteht.

Bisher verwendete Methoden zur Charakterisierung der linksventrikulären Funktion waren die Bestimmung des linksventrikulären enddiastolischen Druckes mit dem Rechtsherzkatheter [19], der Ejektionsfraktion (EF) mittels Lävographie [15] und nuklearmedizinischen Techniken [206]. Bisher lagen keine Arbeiten bei Patienten mit KHK vor, die eine Relation zwischen nicht-invasiv bestimmter linksventrikulärer diastolischer Funktion und ventrikulären Arrhythmien untersucht haben. Es war daher Zweck der Untersuchungen, bei Patienten mit koronarer Herzkrankheit, größtenteils nach Herzinfarkt, die Ergebnisse der 24-Stunden-Langzeit-EKG Arrhythmieanalyse mit der Peak Filling Rate und der Time to Peak Filling Rate zu vergleichen, um festzustellen, ob zwischen diesen Parametern der diastolischen Funktion und dem Auftreten ventrikulärer Arrhythmien eine Relation besteht. Außerdem wurde bei allen Koronarkranken die Ejektionsfraktion (EF) bestimmt.

4.2.1 Patienten und Methode

Das untersuchte Krankengut setzte sich aus 70 Patienten mit koronarer Herzkrankheit im Alter von 41 und 65 Jahren (Durchschnittsalter 51 Jahre) zusammen. 33 Probanden hatten einen Vorderwand- und 28 einen Hinterwandinfarkt durchgemacht; die restlichen 9 Patienten wiesen eine koronarangiographisch gesicherte koronare Herzkrankheit auf. Zur Erfassung ventrikulärer Arrhythmien wurde ein Langzeitelektrokardiogramm mittels Zweikanalsystem (Pathfinder II, Fa. Reynolds, Nürnberg) kontinuierlich über 24 Stunden aufgezeichnet. Als Scanner zur Darstellung weiterer Verarbeitung der EKG- und Ereignis-Signale diente der

“High-speed ECG analyser Pathfinder” Reynolds Medical, welcher die QRS-Komplexe kontinuierlich und automatisch hinsichtlich ihrer Morphologie und zeitlichen Abfolge miteinander vergleicht. Die Form der QRS-Komplexe wird über die Analyse ihrer Flächenintegrale bestimmt, wobei als Kriterium der Bewertung die Flächendifferenz zwischen dem eingeleiteten Normalschlag und dem momentanen QRS-Komplex gilt. Zur Beurteilung der ventrikulären Extrasystolen (VES) wurden deren qualitative und quantitive Kriterien nach Lown [138] berücksichtigt, wobei die folgende Klasseneinteilung erfolgte Klasse 0 = keine VES, Klasse 1 = weniger als 30 VES/Std.; Klasse II = > 30 VES/Std.; Klasse III = polytope VES; Klasse IV a = VES in Paaren; Klasse IV b = VES in Salven (mehr als 2 konsekutive VES); Klasse V = „R-auf-T-Phänomen“.

Die Resultate der Lown-Klassifizierung wurden mit den Parametern der diastolischen Funktion (PFR and TPFR) verglichen.

Die Mittelwertdifferenzen der mit dem Nuclear Stethoscope erfaßten Parameter wurden mittels t-Test für unabhängige Stichproben nach Student auf Signifikanz geprüft. Die Häufigkeitsverteilung der beobachteten Merkmale wurde durch den x^2-Test analysiert. Als Signifikanzgrenze wurde eine Irrtumswahrscheinlichkeit von 5% bei zweiseitiger Fragestellung vorgegeben [195].

4.2.2 Ergebnisse

Bei den ventrikulären Extrasystolen wurden die qualitativen Kriterien nach Lown [138] berücksichtigt, wobei höhergradige Rhythmusstörungen (Lown III bis IV a) in 57,1% unseres Krankengutes vorlagen.

Die Analyse dieser VES-Klassifikation zeigte eine statistisch gesicherte Häufigkeit der prognostisch bedeutsamen Klassen III bis IV a in Abhängigkeit von der eingeschränkten diastolischen Funktion (Abb. 13, 14). Die PFR als Parameter der diastolischen Funktion betrug in der Lown-Klasse 0 3,22 EDV/s ± 0,98 und in Lown I 2,74 EDV/s ± 0,91, in Lown III 2,30 EDV/s ± 0,78 und in Lown IV a 2,02 EDV/s ± 0,47.

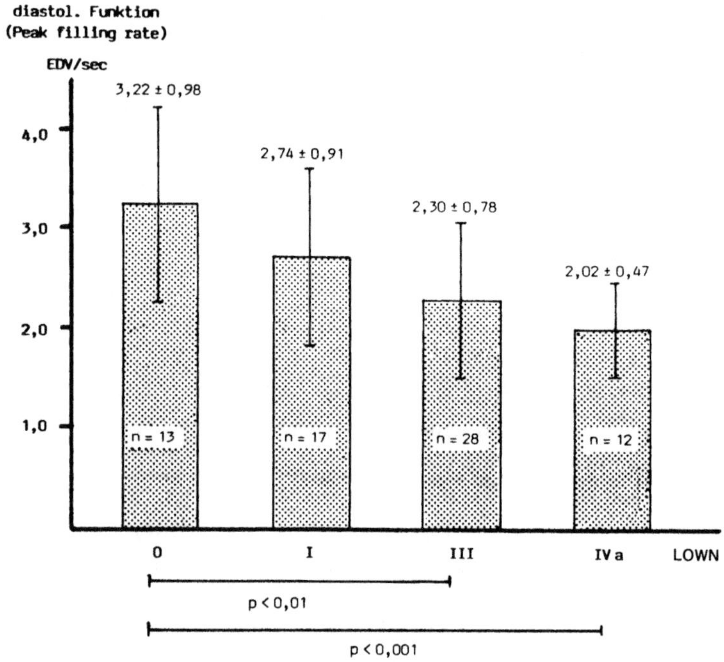

Abb. 13. Zusammenhang zwischen Peak Filling Rate und ventrikulären Rhythmusstörungen (*Lown*)

Während zwischen den Lown-Klassen 0 und I, zwischen I und III, zwischen I und IV a sowie III gegen IV a kein signifikanter Unterschied ermittelt werden konnte, bestand zwischen Lown 0 und III sowie zwischen 0 und IV a ein signifikanter Unterschied (Lown 0 gegen III $p < 0.01$, Lown 0 gegen IV a $p < 0.001$) (Abb. 13).

Die TPFR betrug in der Lown-Klasse 0 148 ms ± 42, in Lown I 165 ms ± 56, in Lown III 178 ms ± 32 und in Lown IV a 183 ms ± 66. Bei der TPFR konnte lediglich zwischen Lown 0 und III ein signifikanter Unterschied festgestellt werden ($p < 0.02$), während sich die anderen Lown-Klassen gegenseitig nicht signifikant unterschieden (Abb. 14).

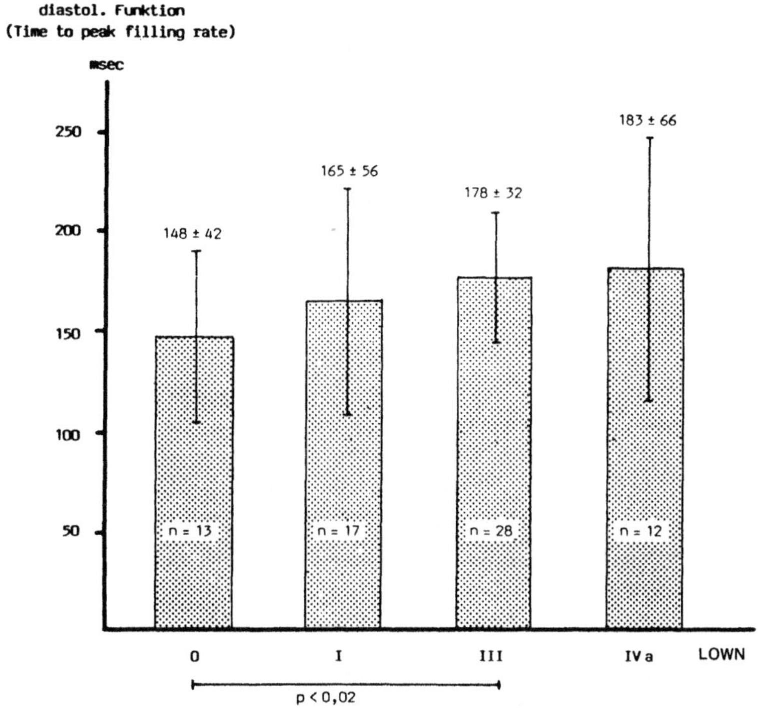

Abb. 14. Zusammenhang zwischen Time to Peak Filling Rate und ventrikulären Rhythmusstörungen (*Lown*)

Ein ähnliches Verhalten zeigte die EF. Diese betrug in der Lown-Klasse 0 65,70% ± 14,46, in Lown I 57,12% ± 8,56, in Lown III 53,0% ± 14,19 und in Lown IV a 47,42% ± 10,64.

Zwischen den Lown-Klassen 0 und I, zwischen I und III, zwischen I und IV a sowie III und IV a ergab sich kein signifikanter Unterschied. Eine statistische Signifikanz bestand jedoch zwischen den Lown-Klassen 0 und IV a (Lown 0 gegen III $p < 0.05$, Lown 0 gegen IV a $p < 0.02$).

Bei der Aufteilung der Patienten nach Vorderwand- und Hinterwandinfarkt konnte mittels des x^2-Tests (4-Felder-Tafel) keine

Tabelle 10. Relation zwischen qualitativen Arrhythmiekriterien und Infarktlokalisation

LOWN Klasse	HW-Infarkt (n = 28)	VW-Infarkt (n = 33)
0—II	40% n = 11	36% n = 12
III—IV	61% n = 17	64% n = 21

$\chi^2 = 0{,}0551$ (n.s.).

statistische Signifikanz hinsichtlich der Abhängigkeit der qualitativen Arrhythmiekriterien von der Infarktlokalisation ermittelt werden ($x^2 = 0.055$; n.s.) (Tabelle 10).

4.3 Die diastolische Funktion des älteren Patienten nach Herzinfarkt

Die Alterungsvorgänge im kardiozirkulatorischen System sind funktionell durch eine Abnahme der maximalen Schlagfrequenz und eine Reduzierung des maximalen Schlagvolumens gekennzeichnet. Dementsprechend sinkt die maximale Herzleistungsfähigkeit. Der systolische Blutdruck und der periphere Widerstand steigen an, wodurch die Druckarbeit des Herzens wächst. Die Ursachen sind ein Verlust an Windkesselfunktion der Aorta, Elastizitätsverluste von Arterien und ein kapillärer Versandungsprozeß [105].

Findlay et al. [64] weisen darauf hin, daß bei Personen im höheren Lebensalter eine Abnahme der linksventrikulären Kontraktilität zu beobachten ist, wobei dies entweder auf eine nicht bekannte koronare Herzkrankheit oder auf Konditionsmangel oder auch auf allgemeine Alterungsprozesse zurückzuführen ist. Interessanterweise weisen Hollmann et al. [105] darauf hin, daß an der

Herzmuskelzelle im mikroskopischen Bereich keine altersbedingten Veränderungen nachweisbar sind. Auch Erdmann et al. [163] heben hervor, daß im Alter keine Zunahme des Hydroxyprolingehalts vorliegt, eine Beobachtung, die gegen altersbedingte strukturelle Veränderungen im Sinne einer Fibrose spricht.

Da aus Untersuchungen über die systolische Funktion (EF) in Ruhe und unter Belastung — bestimmt mittels der Radionuklidventrikulographie — hervorgeht [177], daß kein signifikanter Unterschied zwischen älteren und jüngeren Koronarkranken besteht und bisher noch keine diesbezüglichen Untersuchungen der nicht-invasiv bestimmten diastolischen Funktion vorliegen, wurde daher der Frage nachgegangen, ob sich beim Vergleich zwischen älteren und jüngeren Koronarkranken eine unterschiedliche diastolische Funktion feststellen läßt.

4.3.1 Patienten und Methode

Das untersuchte Krankengut bestand aus 19 Patienten (Durchschnittsalter 73 Jahre; 18 Männer, 1 Frau), wobei 11 Patienten einen Vorderwandinfarkt und 8 einen Hinterwandinfarkt durchgemacht hatten.

Als Kontrollgruppe dienten 19 Patienten (Durchschnittsalter 50 Jahre, 18 Männer, 1 Frau) mit der gleichen Verteilung der Infarktlokalisation. Alle Patienten nach Herzinfarkt wiesen im EKG diagnostische Q-Wellen von $\geqslant 40$ ms Dauer bzw. einen entsprechenden R-Verlust auf.

Die Auswertung der statistischen Ergebnisse erfolgte mit dem t-Test nach Student.

4.3.2 Ergebnisse

Insgesamt wurden bei 19 älteren und 19 jüngeren Patienten mit gleicher Infarktlokalisation (11 Patienten nach Vorderwand- und 8 nach Hinterwandinfarkt) die linksventrikuläre diastolische und systolische Funktion bestimmt. Als diastolische Parameter wurden die PFR und die TPFR herangezogen. Beim Vergleich der diastolischen Funktion ergab sich in der Gruppe der älteren Patienten eine

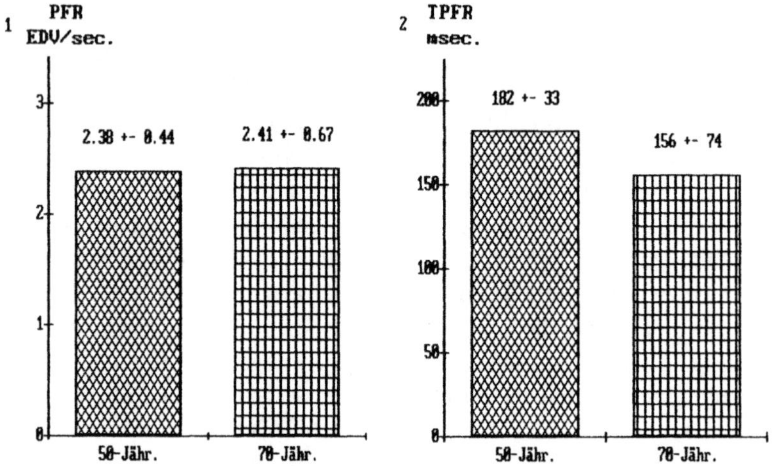

Abb. 15. Vergleich der diastolischen Parameter Peak Filling Rate (*PFR*) und Time to Peak Filling Rate (*TPFR*) bei 50- und 70jährigen Koronarkranken nach Herzinfarkt (jeweils n = 19)

PFR von 2,41 EDV/s ± 0,67, bei den jüngeren Patienten von 2,38 EDV/s ± 0,44, wobei kein statistisch signifikanter Unterschied errechnet werden konnte (Abb. 15).

Auch bei detaillierter Aufschlüsselung der Fälle mit Vorder- bzw. Hinterwandinfarkt ergab sich bei statistischer Auswertung kein signifikanter Unterschied.

Ein identisches Verhalten zeigte sich bei Bestimmung der TPFR, welche bei den älteren Infarktpatienten 156 ms ± 74,2 und bei den jüngeren Probanden 182,7 ms ± 33,4 betrug (Abb. 15). Bei Ermittlung der Ejektionsfraktion fand sich bei den Infarktpatienten über dem 70. Lebensjahr ein Mittelwert der Ruhe-EF von 59,63% ± 11,75, beim Vergleichskollektiv der 50jährigen von 57,90 ± 10,16. Der Unterschied der Ejektionsfraktion zwischen den beiden Gruppen erwies sich als nicht signifikant. Auch unter Belastungsbedingungen war bei der Bestimmung der systolischen Funktion kein signifikanter Unterschied in den beiden Gruppen feststellbar, wobei wir bei den über 70jährigen einen Durchschnitts-

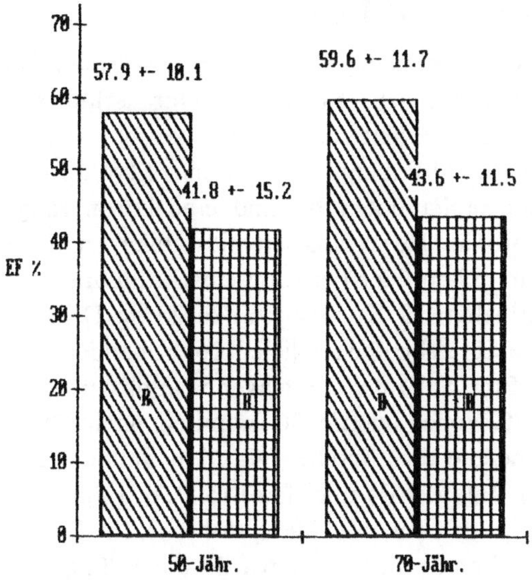

Abb. 16. Das Verhalten der Ejektionsfraktion (*EF*) in Ruhe (*R*) und unter Belastung (*B*) bei 50- und 70jährigen Koronarkranken nach Herzinfarkt

wert der EF von 43,63% ± 11,50 und bei der Kontrollgruppe der 50jährigen von 41,81% ± 15,26 ermitteln konnten (Abb. 16).

4.4 Der Einfluß von Kalziumantagonisten auf die diastolische Funktion

Aus klinischen Untersuchungen, die mit der M-Mode Echokardiographie [95] und mit der Radionuklidventrikulographie durchgeführt wurden [26, 27] ist bekannt, daß bei Patienten mit hypertropher Kardiomyopathie Kalziumantagonisten (Verapamil) einen günstigen Einfluß auf die diastolische Mechanik des linken Ventrikels aufwiesen. Es war deshalb Zweck unserer Untersuchungen, ob sich dieser günstige Einfluß von Kalziumantagonisten (Diltiazem) auf die diastolische Funktion auch bei Patienten mit koronarer Herzkrankheit nachweisen läßt.

4.4.1 Patienten und Methode

Das untersuchte Krankengut setzte sich aus 45 männlichen Patienten im Alter von 38 bis 62 Jahren (Durchschnittsalter 52) mit koronarer Herzkrankheit zusammen.

Davon hatten 11 Patienten bereits einen Myokardinfarkt durchgemacht, bei 34 Patienten bestand eine koronarangiographisch gesicherte koronare Herzkrankheit mit stabiler Angina pectoris und leichter bis mittelgradiger Leistungseinschränkung. Von diesen 45 Patienten erhielten 29 Koronarkranke 20 mg Diltiazem langsam intravenös verabreicht, den restlichen 16 Probanden (Kontrollgruppe) wurden 5 ml NaCl 0,9% intravenös appliziert.

Bei den Gruppen wurde 30 Minuten nach Diltiazem- bzw. Plazebo-Gabe die diastolische Funktion anhand der Parameter Peak Filling Rate (PFR) und Time to Peak Filling Rate (TPFR) untersucht, überdies wurde die systolische Funktion (Ejektionsfraktion) bestimmt. Zusätzlich wurde die Filling Fraction (FF) untersucht, die ebenfalls Aufschluß über die diastolische Funktion gibt. Die Füllungsfraktion wird im ersten Drittel der Diastole gemessen (FF% = Zählrate am Ende des ersten Drittels der Diastole minus endsystolischer Zählrate/Zählrate am Ende des ersten Drittels der Diastole minus Background). Die statistische Auswertung der Ergebnisse erfolgte mit dem gepaarten t-Test.

4.4.2 Ergebnisse

Insgesamt wurden bei 45 Patienten mit koronarer Herzkrankheit die genannten Parameter der diastolischen Funktion bestimmt, wobei bei 29 Patienten die diastolische Funktion 30 Minuten nach intravenöser Diltiazem-Gabe untersucht wurde. Als Kontrollgruppe dienten 16 Koronarkranke mit gleicher Altersverteilung, die als Plazebo physiologische Kochsalzlösung erhielten.

Als Parameter der diastolischen Funktion wurden die Peak Filling Rate (maximale Füllungsrate während der raschen diastolischen Füllungsphase) und die Time to Peak Filling Rate (Zeitdauer von der Endsystole bis zur Peak Filling Rate) sowie die Filling Fraction (Füllungsfraktion im ersten Drittel der Diastole) gemes-

Tabelle 11. Wirkung von Diltiazem (n = 29) im Vergleich zu Placebo (n = 16) auf die diastolische Füllung und systolische Funktion des linken Ventrikels (LV) bei Patienten mit koronarer Herzkrankheit.

		Herzfrequenz (Schläge/min)	Arterieller Mitteldruck (mmHg)	Systolische Funktion (LV)	Diastolische Füllung (LV)		
				EF = Auswurffraktion (%)	PFR = maximale Füllungsrate (EDV/sec)	TPFR = Zeitdauer bis zur PFR (m/sec)	FF = Füllungsfraktion im 1. Drittel der Diastole (%)
Diltiazem (n = 29)	vor	68 ± 12	96 ± 7	50 ± 10	2,08 ± 0,6	180 ± 70	30 ± 12
	nach	65 ± 11	94 ± 9	52 ± 12	2,34 ± 0,7	160 ± 70	33 ± 15
	p	p < 0,01	n.s.	n.s.	p < 0,001	n.s.	p < 0,001
Kontrollgruppe (n = 16)	vor	67 ± 10	94 ± 10	57 ± 11	2,49 ± 0,9	140 ± 60	40 ± 15
	nach	66 ± 13	93 ± 7	56 ± 12	2,45 ± 0,8	145 ± 60	40 ± 15
	p	n.s.	n.s.	n.s.	n.s.	n.s.	n.s.

EF Auswurffraktion, *PFR* Peak Filling Rate, *EDV* enddiastolisches Volumen, *TPFR* Time to Peak Filling Rate, *FF* Filling Fraction; Mittelwerte ± Standardabweichung (*SD*)

sen. Neben diesen Parametern der diastolischen Funktion wurde auch die systolische Funktion mittels Ejektionsfraktion bestimmt, wobei die Diltiazem-Gabe zu einer geringen, nicht signifikanten Verbesserung von 50 ± 10 auf 52 ± 12% führte.

Im eigenen Krankengut betrug die PFR 2,08 ± 0,6 und stieg nach parenteraler Diltiazem-Gabe signifikant auf 2,34 ± 0,7 EDV/s an ($p < 0.001$), d. h. das diastolische Füllverhalten konnte nach Gabe dieses Kalzium-Antagonisten deutlich verbessert werden. Der Mittelwert der TPFR betrug vor der Gabe von Diltiazem 180 ± 70 und danach 160 ± 70 und wurde somit durch Diltiazem ebenfalls günstig beeinflußt; der Unterschied erwies sich allerdings als nicht signifikant.

Eine signifikante Verbesserung der diastolischen Funktion konnte anhand eines weiteren Parameters, nämlich der Filling Fraction (FF), nachgewiesen werden, wobei ein Anstieg des Mittelwertes von 30 ± 12 auf 33 ± 15% beobachtet werden konnte ($p < 0.001$).

In der Plazebo-Gruppe fanden sich erwartungsgemäß weder bei den Parametern der diastolischen Funktion noch bei der systolischen Funktion signifikante Unterschiede (Tabelle 11). Der arterielle Mitteldruck betrug in der Diltiazem-Gruppe vor der Gabe des Kalzium-Antagonisten 96 ± 7 mm Hg und sank nach der Diltiazem-Applikation auf 94 ± 9 mm Hg ab, wobei der Unterschied nicht signifikant war. Hingegen war eine statistisch gesicherte Abnahme der Herzfrequenz durch Diltiazem von 68 ± 12 auf 65 ± 11 Schläge/ms zu beobachten ($p < 0.01$).

4.5 Die systolische Funktion in Ruhe und unter Belastung

1976 wiesen Sharma et al. [210] mittels Cineangiographie erstmals de novo Kontraktionsstörungen des linken Ventrikels unter Ischämie nach, welche durch Fahrradbelastung im Liegen induziert worden war. Mit dieser Methode gelang es auch, die unter Ischämie auftretenden volumetrischen Veränderungen des linken Ventrikels korrekt zu erfassen [42, 210, 221]. Borer et al. [30] konnten zeigen, daß bei Patienten mit koronarer Herzkrankheit unter Belastung häufig regionale Kontraktionsstörungen auftreten, während die Ruhefunktion normal bleibt. Darüber hinaus können diese regionalen Funktionsstörungen auch bei Patienten auftreten, die unter Belastung keine Angina pectoris aufweisen.

Da mit der von uns durchgeführten nuklearmedizinischen Methode Untersuchungen über die linksventrikuläre systolische Funktion in Ruhe und unter Belastung in nur geringem Ausmaß vorliegen [13, 129, 169], war es Zweck der Untersuchungen, die linksventrikuläre systolische Funktion zu untersuchen, um festzustellen, in welcher Häufigkeit bei Patienten mit koronarer Herzkrankheit — ohne Myokardinfarkt bzw. mit Zustand nach Myokardinfarkt — eine Einschränkung der Ejektionsfraktion in Ruhe bzw. unter Belastung als Maß der Myokardschädigung nachweisbar ist.

4.5.1 Patienten und Methode

Das untersuchte Krankengut setzt sich aus 27 Patienten (26 Männer und 1 Frau) im Alter von 32 bis 67 Jahren (durchschnittliches Alter 49 Jahre) zusammen. 20 Patienten hatten bereits einen Myokardinfarkt durchgemacht, davon 14 einen Vorderwand- und 7 einen Hinterwandinfarkt. Die restlichen 6 Patienten hatten eine koronarangiographisch gesicherte koronare Herzkrankheit. Weiters wurden 10 freiwillige Probanden mit degenerativen rheumatischen Erkrankungen im Alter von 32 bis 58 Jahren (Mittel 40 Jahre) untersucht, bei welchen eine koronare Herzkrankheit anamnestisch und mittels des Belastungs-EKG ausgeschlossen werden konnte. Die Patienten mit Zustand nach Myokardinfarkt wiesen im EKG diagnostische Q-Wellen mit einer Größe von $\geqslant 40$ ms Dauer bzw. einen entsprechenden R-Verlust auf. Bei allen Probanden wurden Beta-Rezeptorenblocker, Nitrate und Kalziumantagonisten 48 Stunden vor der Untersuchung abgesetzt.

Bei allen 27 Patienten wurde die Ejektionsfraktion (EF) in Ruhe und unter Belastung mittels Fahrradergometer in Abständen von jeweils einer Minute bestimmt. Die Untersuchung wurde mit 25 Watt begonnen und alle 2 Minuten um weitere 25 Watt bis zum Auftreten von Angina pectoris oder eines der üblichen Abbruchkriterien gesteigert. Herzfrequenz und EKG wurden kontinuierlich am Monitor beobachtet, der Blutdruck jede Minute während der Belastung und in Ruhe gemessen.

Die statistische Auswertung der Ergebnisse erfolgt mittels des Student-Tests (t-Test).

4.5.2 Ergebnisse

Bei den Koronargesunden ($n = 10$) ergab die Untersuchung der Ejektionsfraktion in Ruhe Normalwerte und zeigte unter Belastung bei allen Probanden einen signifikanten Anstieg der EF von im Mittel 71.4 ± 7.1% auf 82.7 ± 6.9% ($p < 0.01$) (Abb. 17). Bei den Patienten mit koronarer Herzkrankheit ($n = 27$) war die Ejektionsfraktion bereits in Ruhe, bei 22 von 27 Patienten (81.5%) eingeschränkt.

Unter Belastung erwies sich die EF bei 24 von 27 Koronarkranken (88.9%) als abnorm, d. h. sie zeigte keinen entsprechenden Anstieg unter Belastungsbedingungen (Abb. 17). Normalerweise tritt ja unter Belastung ein Anstieg um 5% oder darüber, bezogen auf einen normalen Ausgangswert, auf [28].

Bei Patienten mit KHK ohne Myokardinfarkt ($n = 6$) trat ein Abfall der normalen Ruhe-Ejektionsfraktion von im Mittel 60.6 ± 15.6% auf 54.5 ± 22.9% auf, bei den Koronarkranken mit Zustand nach Vorderwandinfarkt ($n = 14$) wurde eine geringe Verminderung der bereits in Ruhe deutlich erniedrigten EF von 35.6 ± 12.1 auf 33.9 ± 9.5% festgestellt (n.s.). Bei den Patienten mit Zustand nach Hinterwandinfarkt ($n = 7$) fiel die Ejektionsfraktion von im Mittel 53.7 ± 17.6 auf 51.8 ± 20.9% ab (n.s.) (Abb. 18).

4.5.3 Vergleich der invasiv bestimmten EF mit der nicht-invasiv ermittelten EF

Beim Vergleich zwischen der mittels des Nuclear Stethoscope ermittelten Ejektionsfraktion und der bei der invasiven Kontrast-

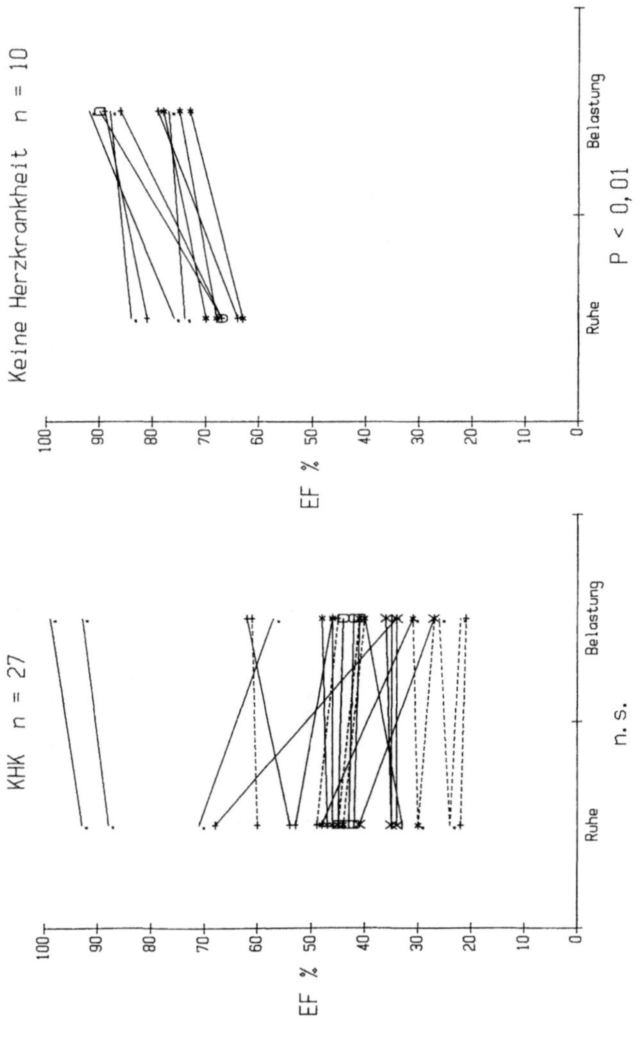

Abb. 17. Verhalten der Ejektionsfraktion in Ruhe und unter Belastung bei Koronargesunden und 27 Patienten mit koronarer Herzkrankheit (mit und ohne Zustand nach Myokardinfarkt)

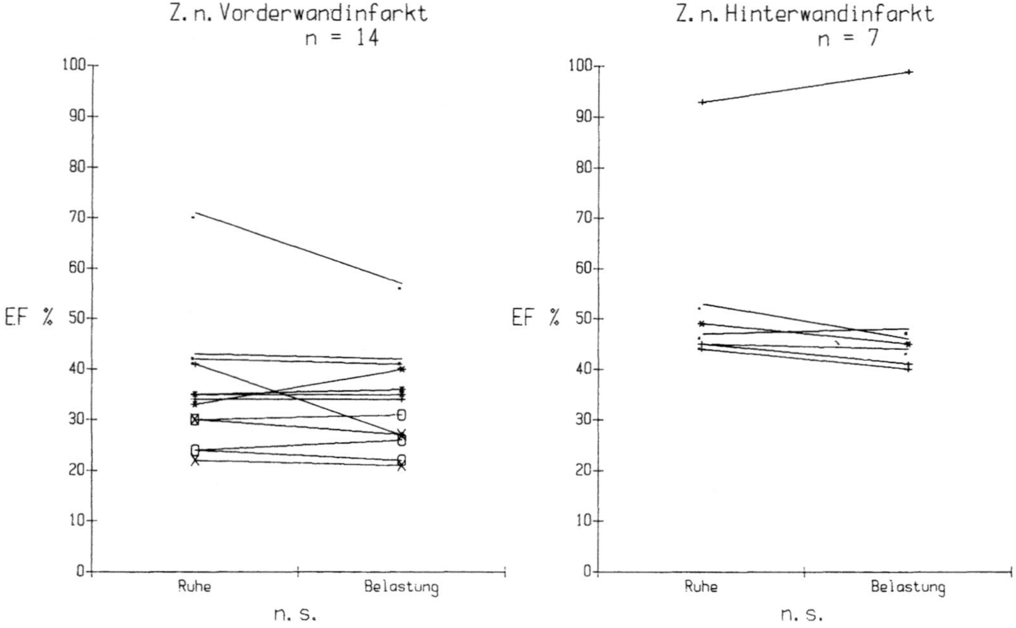

Abb. 18. Verhalten der Ejektionsfraktion in Ruhe und unter Belastung bei Patienten mit Z. n. Vorderwand- und Hinterwandinfarkt

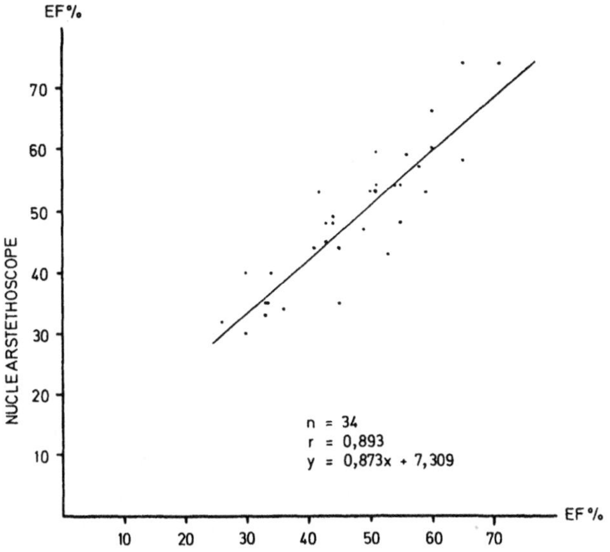

Abb. 19. Vergleich der Auswurffraktionen (Ejektionsfraktion, *EF*, Ruhe-Werte) ermittelt mit der Kontrastmittelventrikulographie und dem Nuclear Stethoscope

mittelventrikulographie bestimmten EF ergab sich bei 34 Patienten eine gute Korrelation mit einem Korrelationskoeffizienten von r = 0,89* (Abb. 19).

4.6 Die systolische und diastolische Linksventrikelfunktion

Da bisher keine Untersuchungen an einem größeren Krankengut über die linksventrikuläre systolische und diastolische Funktion bei Patienten mit koronarer Herzkrankheit vorliegen, wurde die Ejektionsfraktion in Ruhe und unter Belastung und die Peak Filling

---

* Für die Durchführung der Ventrikulographie sind wir der kardiologischen Abteilung der Medizinischen Universitätsklinik Graz (Prof. Dr. W. Klein) zu großem Dank verpflichtet.

Rate und Time to Peak Filling Rate als Parameter der diastolischen Funktion bei 191 Koronarkranken untersucht. Dabei wurde der Frage nachgegangen, in welchem Ausmaß die systolische und diastolische Funktion bei Patienten mit koronarer Herzkrankheit eingeschränkt ist. Auch sollte festgestellt werden, ob die systolische oder die diastolische Ruhefunktion eine höhere Sensitivität zur Erkennung einer KHK aufweist.

4.6.1 Patienten und Methode

Das untersuchte Krankengut setzte sich aus 191 Patienten (151 Männer und 40 Frauen im Alter von 32 bis 67 Jahren, Durchschnittsalter 49 Jahre) zusammen. 123 Patienten hatten bereits einen Myokardinfarkt durchgemacht, davon 59 einen Vorderwand- und 64 einen Hinterwandinfarkt. Die restlichen 68 Patienten hatten eine koronarangiographisch nachgewiesene koronare Herzkrankheit. Weiters wurden 22 freiwillige Probanden mit degenerativen rheumatischen Erkrankungen im Alter von 32 bis 58 Jahren untersucht, bei welchen eine koronare Herzkrankheit anamnestisch und mittels der Ergometrie ausgeschlossen werden konnte. Bei allen Patienten wurde die EF in Ruhe und unter körperlicher Belastung sowie die nicht-invasiven nuklearmedizinischen Parameter der diastolischen Funktion (PFR und TPFR) bestimmt.

4.6.2 Ergebnisse

Bei den Koronargesunden ($n = 22$) ergab die Untersuchung der Ejektionsfraktion in Ruhe Normalwerte und zeigte bei allen Probanden einen signifikanten Anstieg der EF von $62{,}1 \pm 6{,}2$ auf $72{,}3 \pm 9{,}1\%$ ($p < 0.0001$). Bei den Patienten mit KHK ($n = 191$) war die Ejektionsfraktion bereits in Ruhe, bei 114 von 191 Patienten (59,6%) eingeschränkt. Unter Belastung erwies sich die Ejektionsfraktion bei 162 von 191 Koronarkranken (84,5%) als abnorm, d. h. sie zeigte keinen entsprechenden Anstieg unter Belastungsbedingungen. Normalerweise tritt ja unter Belastung ein Anstieg der EF um 5% oder darüber, bezogen auf einen normalen Ausgangswert

Tabelle 12. Linksventrikuläre Ejektionsfraktion (EF) in Ruhe und unter Belastung bei Koronargesunden und Koronarkranken mit und ohne durchgemachten Myokardinfarkt

	Kontrollgruppe n = 22	Vorderwandinfarkt n = 59	Hinterwandinfarkt n = 64	KHK ohne Infarkt n = 68
Ejektionsfraktion				
Ruhe-EF (%)	62,1 ± 6,2	50,7 ± 13,3	59,3 ± 11,8	57,3 ± 12,3
Belastungs-EF (%)	72,3 ± 9,1	43,4 ± 14,1	52,8 ± 11,2	50,5 ± 12,6
Signifikanz (p)	< 0,0001	< 0,001	< 0,001	< 0,001

auf. Bei den Patienten mit koronarer Herzkrankheit ohne durchgemachten Myokardinfarkt (n = 68) trat ein signifikanter Abfall der Ruhe-EF von 57,3 ± 12,3 auf 50,5 ± 12,6% während körperlicher Belastung auf ($p < 0.001$). Bei den Koronarkranken nach Vorderwandinfarkt (n = 59) wurde eine signifikante Verminderung der Ejektionsfraktion von 50,7 ± 13,3 auf 43,4 ± 14,1% festgestellt ($p < 0.001$). Bei den Patienten nach Hinterwandinfarkt (n = 64) fiel die Ejektionsfraktion signifikant von im Mittel 59,3 ± 11,8 auf 52,8 ± 11,2% ab ($p < 0.001$) (Tabelle 12).

Die diastolische Funktion zeigt bei allen Koronargesunden (n = 22) Normalwerte (PFR > 2.5 EDV/s, TPFR < 180 ms). Dabei fanden wir für die PFR Mittelwerte von 3,64 ± 1,0 EDV/s (Abb. 20) und für die TPFR von 136 ± 44 ms (Abb. 21). Bei den Patienten nach Vorderwandinfarkt (n = 59) betrug die Peak Filling Rate 2,20 ± 0,64 EDV/s, nach Hinterwandinfarkt (n = 64) 2,64 ± 0,82 EDV/s und bei den übrigen Koronarkranken ohne Infarktanamnese 2,83 ± 0,84 EDV/s (Abb. 20).

Die Time to Peak Filling Rate betrug nach Vorderwandinfarkt 178 ± 36,7 ms, nach Hinterwandinfarkt 157 ± 49.2 ms und bei den übrigen Koronarkranken ohne Myokardinfarkt 156 ± 47.0 ms (Abb. 21). Während sich eine eingeschränkte linksventrikuläre

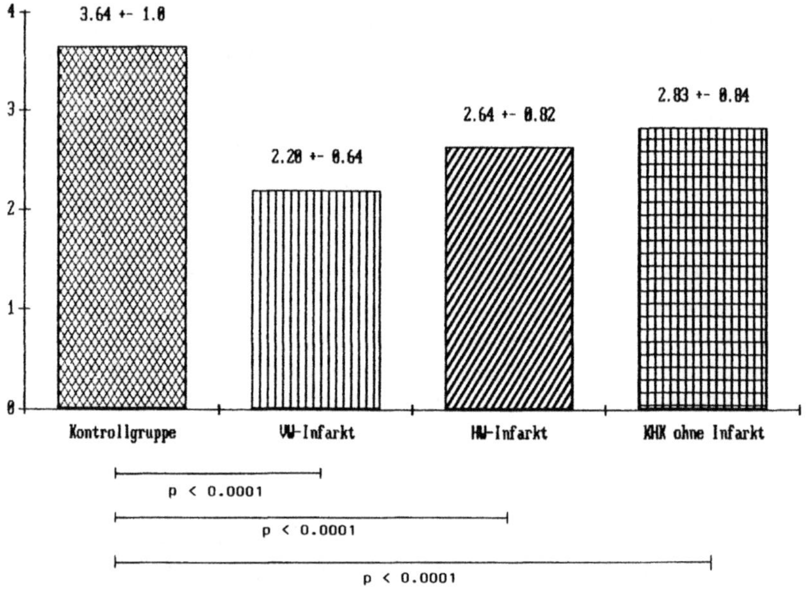

Abb. 20. Peak Filling Rate (*PFR*) bei Koronargesunden und Patienten mit koronarer Herzkrankheit

diastolische Funktion in Ruhe (abnorme PFR und/oder TPFR) bei 87% der Vorderwandinfarktpatienten und bei 81% nach Hinterwandinfarkt fand, war diese bei 68% der Koronarkranken ohne Infarktanamnese nachweisbar.

4.7 Systolische Dynamik und diastolische Funktion des linken Ventrikels nach Revaskularisation

Die operative Behandlung der koronaren Herzkrankheit mit Hilfe der aortokoronaren Bypass-Operation hat sich bei gegebener Indikation in den letzten Jahren als erfolgreiche therapeutische Methode weltweit durchgesetzt, zumal sie in 70—90% der Fälle zu

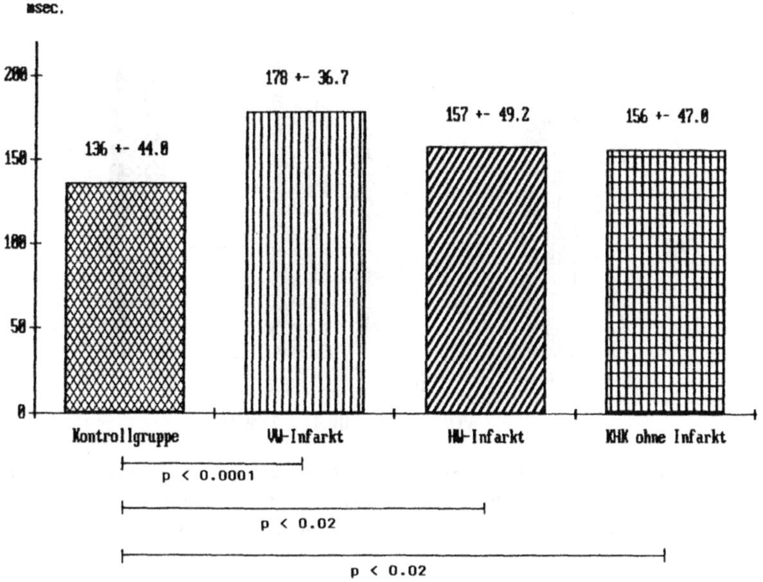

Abb. 21. Time to Peak Filling Rate (*TPFR*) bei Koronargesunden und Patienten mit koronarer Herzkrankheit

einer symptomatischen Besserung oder sogar zur Beschwerdefreiheit führt [110, 133, 136, 159]. Nach kompletter Revaskularisation sind unter Belastung typischerweise keine linksventrikulären de novo-Asynergien zu beobachten [126]. Während Untersuchungen bei Koronarkranken über die Ejektionsfraktion und den enddiastolischen Druck vor und nach aortokoronarer Bypass-Operation bereits durchgeführt wurden [5, 126], liegen unseres Wissens keine Untersuchungen über das Verhalten der diastolischen Variablen (PFR, TPFR) vor und nach Revaskularisation vor. Es wurde daher der Frage nachgegangen, ob durch die Bypass-Operation eine Verbesserung der diastolischen Funktion an Hand der PFR und der TPFR nachgewiesen werden kann. Außerdem wurde die systolische Funktion (Ejektionsfraktion) vor und nach Revaskularisation bestimmt.

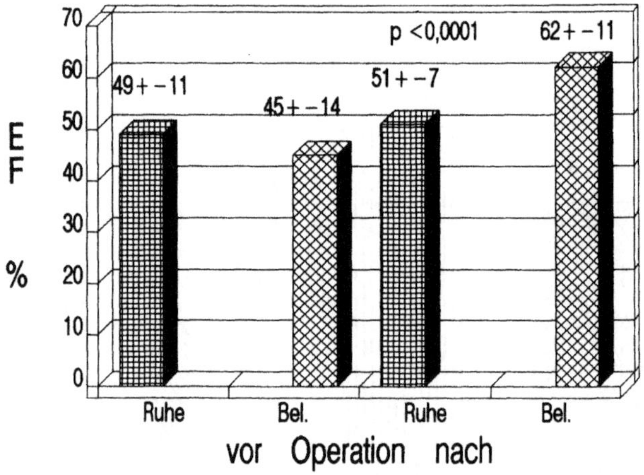

Abb. 22. Linksventrikuläre systolische Funktion (Ejektionsfraktion, *EF*) in Ruhe und unter körperlicher Belastung bei 27 Patienten mit koronarer Herzkrankheit vor und nach erfolgreicher aortokoronarer Bypass-Operation

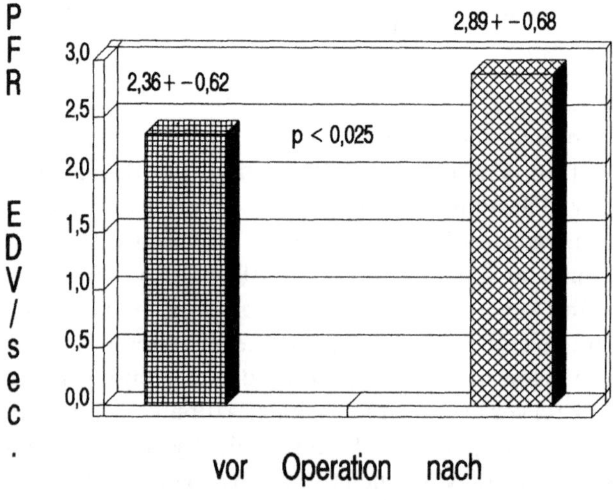

Abb. 23. Linksventrikuläre diastolische Funktion (Peak Filling Rate, *PFR*) bei 27 Patienten mit koronarer Herzkrankheit vor und nach erfolgreicher aortokoronarer Bypass-Operation

4.7.1 Patienten und Methode

Das untersuchte Krankengut setzte sich aus 27 Patienten mit koronarer Herzkrankheit im Alter von 31 bis 67 Jahren (Durchschnittsalter 51 Jahre) zusammen. 12 Probanden hatten einen Vorderwand- und 7 einen Hinterwandinfarkt durchgemacht. Die restlichen 8 Patienten wiesen eine koronarangiographisch gesicher-

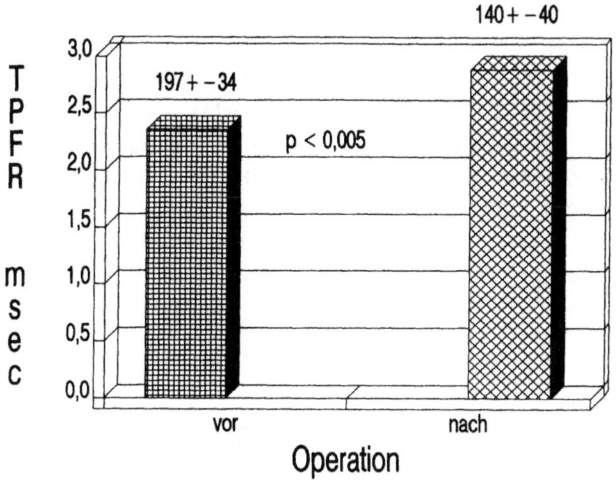

Abb. 24. Linksventrikuläre diastolische Funktion (Time to Peak Filling Rate, *TPFR*) bei 27 Patienten mit koronarer Herzkrankheit vor und nach erfolgreicher aortokoronarer Bypass-Operation

te koronare Herzkrankheit auf. Die Bypass-Operation wurde teils an der Herzchirurgie Salzburg, teils an den chirurgischen Univ.-Kliniken Innsbruck und Graz durchgeführt. Die Patienten wurden durchschnittlich 2—3 Wochen postoperativ im Rehabilitationszentrum Saalfelden aufgenommen. 22 herzgesunde Probanden mit degenerativ rheumatischen Erkrankungen im Alter von 32 bis 58 Jahren dienten als Kontrollgruppe.

4.7.2 Ergebnisse

Insgesamt wurden 27 Patienten mit koronarer Herzkrankheit mittels des Nuclear Stethoscopes untersucht, wobei die Ejektionsfraktion für die systolische Funktion und die Peak Filling Rate und Time to Peak Filling Rate als Parameter der diastolischen Funktion bestimmt wurden.

Bei der Ruhe-EF fanden wir nach der Revaskularisation einen nichtsignifikanten Anstieg von 49 ± 11 auf 51 ± 7% (n.s.) und bei der Belastungs-EF einen signifikanten Anstieg von 45 ± 14 auf 62 ± 11% ($p < 0.0001$) (Abb. 22). Von besonderem Interesse war die diastolische Funktion, die einen signifikanten Anstieg der PFR von 2,36 ± 0,62 EDV/s auf 2,89 ± 0,68 EDV/s aufwies ($p < 0.025$) (Abb. 23). Eine signifikante Verbesserung der diastolischen Funktion zeigte auch die TPFR, die von 197 ± 34 ms auf 140 ± 40 ms abfiel ($p < 0.005$) (Abb. 24).

5 Bedeutung der Bewegungstherapie für die Rehabilitation bei Patienten nach Herzinfarkt

Es gilt heute als allgemein anerkannt, daß die Rehabilitationserfolge bei Patienten mit Herzinfarkt in der Anschlußheilbehandlung (AHB) der Frühmobilisation und Frührehabilitation zu verdanken sind [89, 120, 127]. Die organisierte stationäre Rehabilitation nach Myokardinfarkt ist für den Patienten die effektivste Behandlungsform, um eine möglichst schnelle und optimale Wiedereingliederung in das Berufsleben zu erreichen. Die Maßnahmen der kardiologischen Rehabilitation sollen neben der Kompensation irreparabler Folgezustände durch Mobilisierung anderer, noch vorhandener Funktionsmöglichkeiten des Organismus dazu führen, daß der kardiologisch Behinderte wieder jenen Platz in der Gesellschaft einnehmen kann, den er vor seiner Erkrankung innehatte, und im Sinne einer Zweitprävention bewirken, daß das Fortschreiten einer chronischen Erkrankung, d. h. der koronaren Herzkrankheit, verlangsamt oder verhindert wird. Sie soll überdies helfen, einen Reinfarkt zu vermeiden oder hinauszuschieben [91]. Diese sogenannte institutionalisierte Rehabilitation eignet sich vor allem für jene Patienten, welche einer genaueren Verlaufsbeobachtung und Funktionsdiagnostik bedürfen. So sollten vor allem jüngere Patienten mit komplikationsreichem Verlauf und bei welchen eine ambulante Rehabilitation nicht durchführbar bzw. verantwortbar ist, einer Rehabilitationsklinik zugewiesen werden, wo ein individueller medikamentöser, diätetischer und bewegungstherapeutischer Langzeitbehandlungsplan erstellt wird [90].

Der überwiegende Teil des Krankengutes ist nicht selektioniert, weshalb jedes Rehabilitationszentrum über besondere diagnostische Einrichtungen verfügen muß. Bei der Aufnahme jedes Infarktpatienten erscheint es am vordringlichsten, die momentane Belastungsfähigkeit zu beurteilen. Dies erscheint um so notwendiger, als sich diese Patienten durch die bisherige Infarktanamnese, vor allem aber durch die Intensität der im Akutkrankenhaus bereits vorgenommenen Frühmobilisierung stark voneinander unterscheiden [24]. Deshalb sollten die Patienten in einem Rehabilitationszentrum einer eingehenden nicht-invasiven oder — wenn erforderlich — auch einer invasiven Diagnostik unterzogen werden. Diese Untersuchungen erweisen sich als notwendig, um die nach dem Infarkt verbliebene Restleistung abschätzen zu können, damit ein risikoarmes, aber wirksames Trainingsprogramm durchgeführt werden kann. Die exakte diagnostische Abklärung hat in vielen Fällen auch die Frage zu beantworten, ob die Fortsetzung der konservativen Therapie sinnvoll ist, oder aber ob eine chirurgische Intervention angestrebt werden soll [24].

5.1 Somatische Gesichtspunkte der Bewegungstherapie

Eine dosierte und überwachte Bewegungstherapie ist eine Basisbehandlung für Herzinfarktpatienten. Jedoch sind nach herzfunktionsdiagnostischen Gesichtspunkten nur ⅔ der Infarktpatienten für ein Ausdauertraining geeignet, bei ⅓ können nur Übungsbehandlungen durchgeführt werden [38]. Sollten trotz einer Herzfunktionsdiagnostik mit Ergometrie und Herzvolumenbestimmung Zweifel bestehen, ob der Patient für ein Ausdauertraining geeignet ist oder nicht, dann wird die Entscheidung auf Grund von nicht-invasiven oder Einschwemmkatheteruntersuchungen oder der Koronarangiographie getroffen [38].

Grundsätzlich ist die Bewegungstherapie bei allen Patienten indiziert, allerdings ist auf die unterschiedliche Belastungsform zu achten [107]. Bei Patienten mit niedriger Belastbarkeit (50-Watt-Gruppe, High-risk-Gruppe) ist ein Trainingseffekt nicht wünschenswert. Als Bewegungstherapie wird dann leichte Gymnastik zur Entspannung und Lockerung im Sitzen mit Spielformen vorgenommen. Zu den Übungen gehören Atemübungen, einfaches Recken und Strecken und Ausschütteln der Arme und Beine, ferner Bürstenmassagen, Spannungs- und Entspannungsübungen als Pendelbewegungen, Lockerungs- und Dehnungsübungen. Handgeräte unterstützen die Wirksamkeit (Reifen, Keule, Seil, Gymnastik, Bali-Gerät, Gymastikstab und Gummikappen), auch Übungen an der Bank und mit dem Hocker bieten sich an [175]. Durch Verbesserung der Koordination kann über eine Erhöhung des mechanischen Wirkungsgrades auch eine Kreislaufentlastung erfolgen. Durch Training kleiner, ständig wechselnder Muskelgruppen wird allmählich der Wirkungsgrad der Muskeldurchblutung verbessert, auch kann, ohne das Herz übermäßig zu belasten, auf diese Weise ein gewisser kreislaufökonomisierender Effekt erreicht werden [204].

Patienten mit höherer Belastbarkeit (75 Watt und mehr, Low-risk-Gruppe) führen ein Trainingsprogramm in Form eines Ausdauertrainings durch, wobei die Trainingsherzfrequenz 70% der submaximalen Belastbarkeit entsprechen sollte. Diese sollte während des Trainings auch erreicht werden. Für das Ausdauertraining, welches als kontinuierliche Belastung über mindestens 15 Minuten 4mal wöchentlich ausgeführt werden soll, hat sich vor allem schnelleres Gehen (ebenerdig 6 bis 8 km/h) bewährt. Entsprechende Belastungsbeispiele sind in Tabelle 13 zusammengestellt.

Zusätzlich nehmen alle Patienten in dieser Gruppe an der therapeutischen Ergometrie (4mal pro Woche je 15 Minuten) teil, die je nach Wetterlage durch ein Lauftraining im Freien ersetzt wird. Die therapeutische Ergometrie eignet sich deshalb zur Ausdauerbelastung, da die bei der diagnostischen Ergometrie ermittelten Werte (THF 70, Trainingswatt) gut reproduzierbar sind. Während der Ergometrie wird neben der oszilloskopischen Registrierung des EKGs auch die Herzfrequenz überwacht und bei Überschreiten der THF 70 die Belastung abgebrochen.

Neben Bewegungsübungen und der therapeutischen Ergometrie eigenen sich besonders Spiele, vor allem mit dem Ball (Prellball, Ball

Tabelle 13. Belastungsbeispiele für Beruf und Freizeit

25—30 Watt (bei 70 kg) Körpergewicht)	Gehen auf ebener Strecke (70 m/min, 3—4 km/h), Schreibtischarbeit, Autofahren, Motorradfahren, Maschinschreiben, Autoreparaturen, Pförtnerarbeit, Barbedienung, Kartenspielen, Nähen, Stricken, Rasenmähen, Billard, Bowling, Kahnpaddeln (4 km/h), Reiten im Schritt, Angeln, Klavierspielen.
50—60 Watt	Ebenerdiges Gehen (4—5 km/h, 90 m/min), Gehen bei 10% Steigung (2,5 km/h, 42 m/min), Wassertreten, Sauna (70—90 °C, Luftfeuchtigkeit 10%, 12 Minuten), Golf, Schubkarren schieben (mit 45 kg Last), Lastwagenfahren im Verkehr, Fensterputzen, Malen, leichte Maurerarbeiten, Tapezieren, leichte Tischlerarbeiten, Radfahren ebenerdig (10—13 km/h), Volleyball, Golf, Bogenschießen, Segeln, Reiten (leichter Trab), Motorrasenmäher schieben, Tanzen (Foxtrott), Tennis (Doppel), viele gymnastische Übungen.
70–80 Watt	Treppensteigen (2 Stockwerke je 19 Stufen, Stufenhöhe 17 cm), Kohabitatio, Gehen 6—8 km/h (ebenerdig), Radfahren (16—18 km/h ebenerdig), Flußfischen (bei Strömung in Wasserstiefel stehend), Schlittschuh- oder Rollschuhlaufen (15 km/h), Holzhacken, Schneeschaufeln, Rasenmähen mit Handmäher, Volkstanz, Schilauf leicht abwärts (4 km/h), Wasserschilauf, trockene Erde schaufeln, Graben im Garten.
100 Watt und darüber	Rückenschwimmen (30 m/min), Laufen (8—9 km/h), Radfahren (17—20 km/h = 100 Watt), Reiten (Galopp), Schilauf (Schußfahrt), Basketball, Bergsteigen, Eishockey, Schitourenfahren (6,5 km/h), Handball, Fechten, Tennis Einzelspiel, Gewichttragen von 36 kg, Hartholzsägen, Brustschwimmen (30 m/min = 100 Watt, 35—50 m/min = 150 Watt), Schiwandern (120 m/min = 7,2 km/h = 100 Watt, 150 m/min = 9 km/h = 125 Watt, 250 m/min = 12 km/h = 175 Watt) für geübte Schiläufer, für ungeübte Schilangläufer (100 m/min = 6 km/h = 130 Watt, 125 m/min = 7,5 km/h = 150 Watt), Rudern (80 m/min = 100 Watt, 90 m/min = 150 Watt).

(Modifiziert nach Buchegger, aus C. Halhuber [91]).

über die Schnur, Ringtennis mit 3 bis 6 Spielern, Faustball, Volleyball). Außerdem wird in dieser Gruppe ein Lauftraining in Form des sogenannten Dreiecklaufes nach Lagerström [128] durchgeführt. Dieser Dreiecklauf kann das apparativ aufwendige und oft eintönige Ergometertraining in wesentlichen Teilen ersetzen. Sind die Patienten richtig eingestuft, ist die Festlegung der Belastungshöhe ebensogut abzustimmen wie beim Fahrradergometer. Das Lauftraining kann dann eine adäquate Alternative zum Fahrradergometertraining sein. Der Dreiecklauf hat überdies noch den Vorteil, daß er eine geeignete Möglichkeit darstellt, dem Einzelteilnehmer ein Tempogefühl beim Laufen zu vermitteln. Dieses Tempogefühl läßt sich dann auf andere Formen der Bewegungstherapie übertragen und wird für den Infarktpatienten zum Bezugssystem für andere körperliche Aktivitäten im Beruf und in der Freizeit.

Diese Trainingsform erlaubt auch eine genaue Dosierung aufgrund der Berücksichtigung des Körpergewichtes. Die Laufzeit für ein Dreieck beträgt für alle Patienten 1 Minute, die Laufstrecke ist aber je nach Seitenlänge des Dreiecks für die einzelnen Patienten verschieden (Abb. 25).

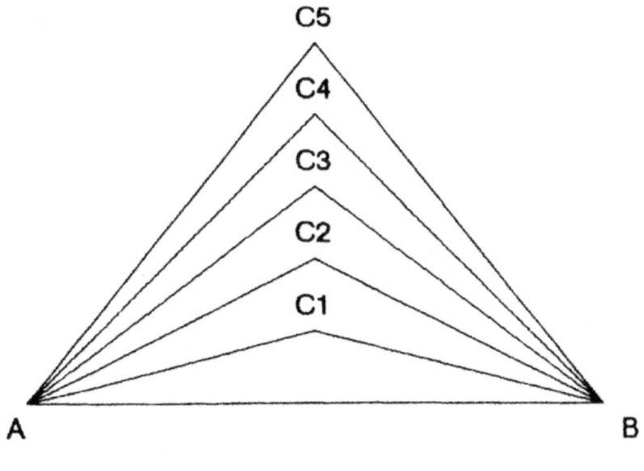

Abb. 25. Schematische Darstellung eines Lauftrainings zur individuellen Belastung. ABC 1 = 80 m, ABC 2 = 90 m etc. Die Laufzeit für alle Runden beträgt einheitlich 1 Minute (nach Lagerström [128])

5.2 Systolische und diastolische Linksventrikelfunktion bei Herzinfarktpatienten vor und nach vierwöchigem Training

Aus zahlreichen Untersuchungen ist bekannt, daß eine Trainingsbehandlung bei Herzinfarktpatienten im chronischen Stadium als günstig angesehen wird [25, 38, 52, 57, 85, 109, 112, 130, 148].

Um einen optimalen Trainingseffekt zu erreichen, muß das Training nach dem Ausdauerbelastungsprinzip durchgeführt werden. Durch dieses Ausdauertraining kommt es zu peripheren Adaptationen, mit welchen eine Verringerung des peripheren sympathischen Antriebs einhergeht, und es gibt zahlreiche Autoren, die neben einem peripheren Trainingseffekt auch eine direkte Trainingseinwirkung am Herzmuskel annehmen. Eine der Methoden zum Nachweis eines kardialen Trainingseffekts besteht in der Bestimmung der systolischen Funktion mittels Ejektionsfraktion. Während bereits Untersuchungen vorliegen, in denen die Ejektionsfraktion vor dem Training mit Werten danach verglichen wurde [85, 112], sind noch keine Bestimmungen der Peak Filling Rate und Time to Peak Filling Rate als Parameter der diastolischen Funktion vor und nach kardiologischer Rehabilitation durchgeführt worden. Aus diesem Grund sind wir der Frage nachgegangen, ob sich die diastolische Funktion eignet, bei Koronarkranken einen kardialen Trainingseffekt nach einem Ausdauerbelastungstraining nachzuweisen.

5.2.1 Patienten und Methode

Insgesamt wurden 41 Patienten (34 Männer und 7 Frauen) mit einem Durchschnittsalter von 53 Jahren (34—64 Jahre) untersucht. 15 Patienten hatten einen Vorderwandinfarkt und 19 einen Hinterwandinfarkt durchgemacht. Dieser lag 4 bis 10 Wochen zurück und war durch Anamnese, EKG und Fermenterhöhung gesichert. Bei den restlichen 7 Patienten bestand eine koronarangiographisch nachgewiesene koronare Herzkrankheit.

Alle Patienten nahmen an einem 4wöchigen Ausdauerbelastungstraining in einer Trainingsgruppe (T-Gruppe) im Rahmen der Rehabilitation teil. Dieses Training umfaßte sowohl eine Fahrradergometrie, bei der die Patienten mit 70% der maximalen Leistung 4mal wöchentlich über 15 min im Sitzen belastet wurden, als auch eine täglich 2stündige Terrainkur und eine täglich halbstündige Gymnastik.

Überdies wurde eine altersentsprechende Vergleichsgruppe untersucht, die aus Koronarkranken mit der gleichen Infarktverteilung bestand, deren Teilnehmer aber keinem stationären Rehabilitationsverfahren unterzogen wurden.

Weiters untersuchten wir eine altersentsprechende dritte Gruppe, in der die Patienten wegen der Schwere der koronaren Herzkrankheit nur an einer Einzelgymnastik und an täglichen Spaziergängen von einer halben Stunde teilnehmen konnten. Die Übungen wurden so gewählt, daß keine trainingswirksamen Herzfrequenzen erreicht wurden.

Die statistische Auswertung der Ergebnisse vor und nach 4wöchiger Rehabilitation erfolgte mit dem gepaarten t-Test nach Student. Als Signifikanzgrenze wurde eine Irrtumswahrscheinlichkeit von 5% bei zweiseitiger Fragestellung vorgegeben [195].

5.2.2 Ergebnisse

Die Peak Filling Rate (PFR) als Parameter der diastolischen Funktion betrug in der Gruppe der 41 Patienten, die einem Ausdauerbelastungstraining unterzogen wurden, in Ruhe 2,37 ± 0,78 EDV/s vor dem 4wöchigen Training und konnte nach dem Training auf 2,91 ± 0,95 EDV/s gesteigert werden, wobei der Unterschied signifikant ausfiel ($p < 0.001$) (Abb. 26). Ähnlich verhielt sich die Time to Peak Filling Rate (TPFR), die eine Verbesserung von 190,0 ± 53,1 ms vor dem Training auf 166,7 ± 53,0 ms nach dem Training zeigte. Dieser Unterschied fiel allerdings nicht signifikant aus (n.s.) (Abb. 26). Die Ejektionsfraktion in Ruhe betrug in dieser Gruppe vor dem Trainingsprogramm in Ruhe 55,3 ± 19,1% und zeigte am Ende der Trainingsbehandlung einen

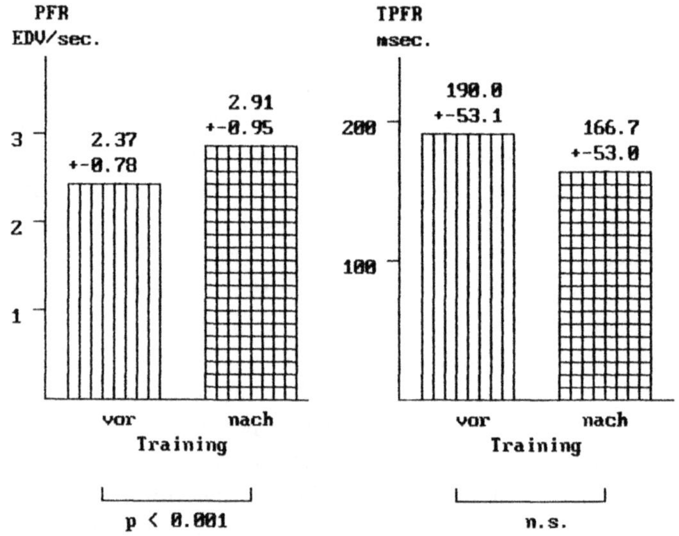

Abb. 26. Linksventrikuläre diastolische Funktion (Peak Filling Rate [*PFR*] and Time to Peak Filling Rate [*TPFR*] bei 41 Patienten mit koronarer Herzkrankheit vor und nach einem 4wöchigen Ausdauerbelastungstraining

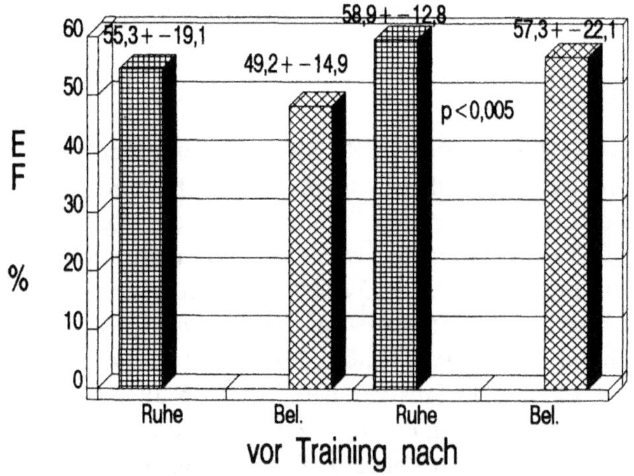

Abb. 27. Ejektionsfraktion (*EF*) in Ruhe und unter Belastung bei 41 Patienten vor und nach einem 4wöchigen Ausdauerbelastungstraining

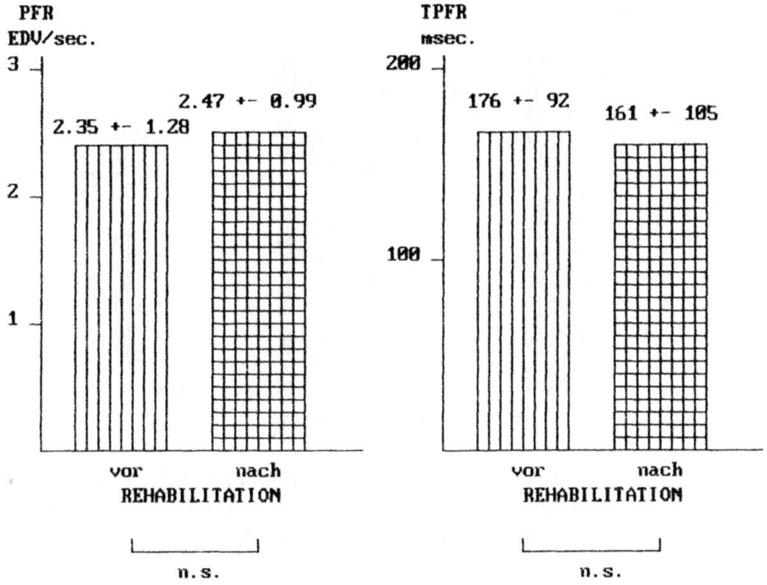

Abb. 28. Peak Filling Rate (*PFR*) und Time to Peak Filling Rate (*TPFR*) bei 15 Patienten der Kontrollgruppe, die an keinem kardiologischem Rehabilitationsprogramm teilgenommen haben

geringen Anstieg auf 58,9 ± 12,8%. Die Belastungsejektionsfraktion stieg von 49,2 ± 14,9 auf 57,3 ± 22,1% nach dem Training an. Während der Unterschied zwischen Ruhe-EF vor und nach 4wöchigem Training nicht signifikant ausfiel (n.s.), zeigte sich beim Vergleich der Belastungs-EF vor und nach dem Training ein signifikanter Unterschied ($p < 0.005$) (Abb. 27).

Bei der Vergleichsgruppe der untrainierten Koronarkranken, die aus Patienten mit degenerativen rheumatischen Gelenkserkrankungen bestand, fand sich bei Beginn des Rehabilitationsaufenthaltes eine PFR von 2,35 ± 1,28 EDV/s. Diese zeigte nach der Rehabilitation einen geringen nicht signifikanten Anstieg auf 2,47 ± 0,99 EDV/s (n.s.) (Abb. 28). Eine ähnliche nicht signifikante Verbesserung fand sich auch bei der TPFR; diese betrug vor der

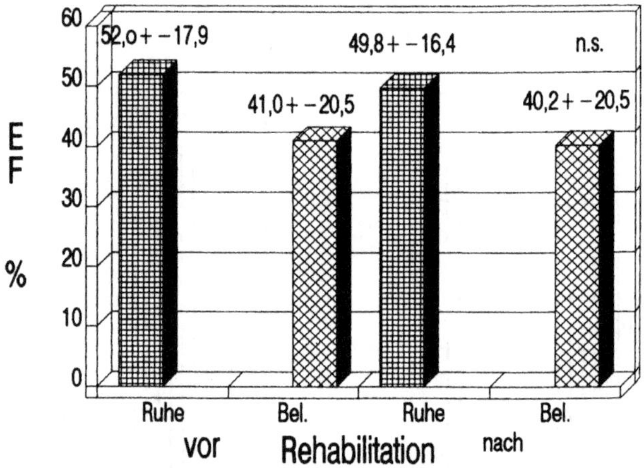

Abb. 29. Ejektionsfraktion (*EF*) in Ruhe und unter Belastung bei 15 Patienten der Kontrollgruppe die an keinem kardiologischem Rehabilitationsprogramm teilgenommen haben

Rehabilitation 176,2 ± 92,5 ms und bei Kontrolle nach 4 Wochen 161,5 ± 105,7 ms (n.s.) (Abb. 28).

In dieser Gruppe zeigte die Ruhe-EF keine wesentliche Änderung, wobei diese nicht signifikant von 52,0 ± 17,9 auf 49,8 ± 16,4%, abfiel (n.s.). Auch die Belastungs-EF ergab nur einen geringen nicht signifikanten Abfall von 41,0 ± 20,5 auf 40,2 ± 20,5% nach der Rehabilitation (Abb. 29).

In der dritten Gruppe (25- bis 50-Watt-Gruppe), in welcher die Patienten an keinem Training, sondern nur einer Übungstherapie (E-Gruppe) teilnehmen konnten, ergab sich vor dem Übungsprogramm eine PFR von 1,46 ± 0,36 EDV/s und nach der Übungsbehandlung eine PFR von 1,88 ± 0,48 EDV/s. Der Unterschied erwies sich als nicht signifikant (n.s.) (Abb. 30).

Auch die TPFR zeigte eine Verbesserung von 205 ± 110,9 ms auf 172,0 ± 158,2 ms nach der Übungsbehandlung, wobei auch dieser Unterschied nicht-signifikant ausfiel (n.s.) (Abb. 30). Die Ejektionsfraktion betrug in dieser Gruppe in Ruhe vor Beginn der

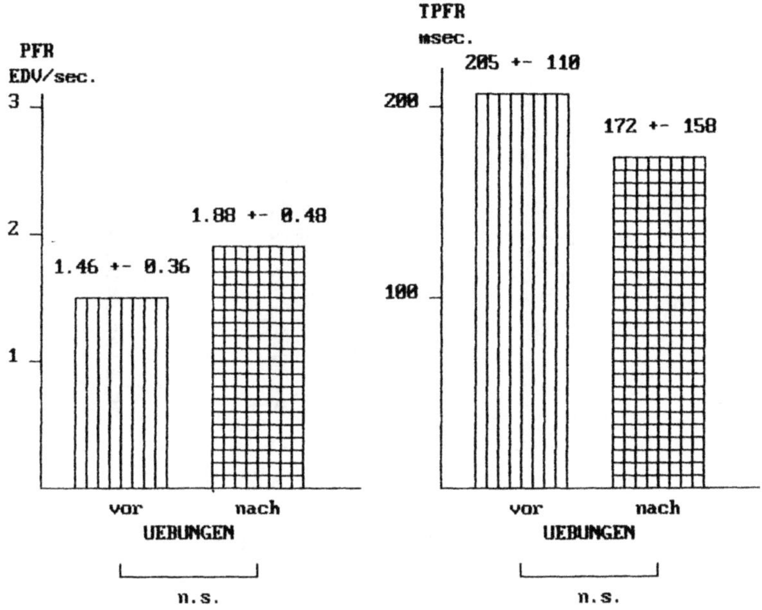

Abb. 30. Linksventrikuläre diastolische Funktion (Peak Filling Rate [*PFR*] und Time to Peak Filling Rate [*TPFR*] vor und nach einer 4wöchigen Übungstherapie

Übungen 38,5 ± 12,6% und bei Kontrolle nach 4 Wochen 37,5 ± 14,6%. Dabei fand sich kein signifikanter Unterschied (n.s.). Ähnlich verhielt sich auch die Belastungs-EF, die vor dem Übungsprogramm 24,7 ± 12,5% und nachher 24,8 ± 12,8% betrug (n.s.) (Abb. 31).

Abb. 32 zeigt das Verhalten des Doppelproduktes (Herzfrequenz × systolischer Blutdruck) bei der Trainingsgruppe vor und nach dem Training in Ruhe und während vergleichbarer Belastung, wobei keine signifikante Änderung vor und nach Training nachweisbar war (n.s.). Auch war das Verhalten des Doppelproduktes zwischen der Trainings- und Kontrollgruppe nicht signifikant unterschiedlich (n.s.).

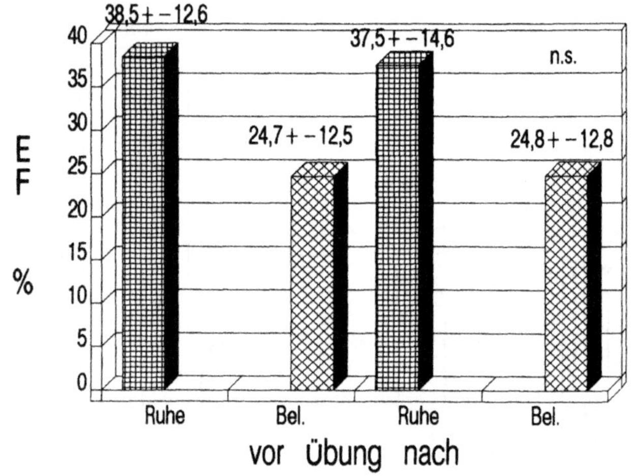

Abb. 31. Ejektionsfraktion (*EF*) in Ruhe und unter Belastung bei 11 Patienten vor und nach einer 4wöchigen Übungstherpaie

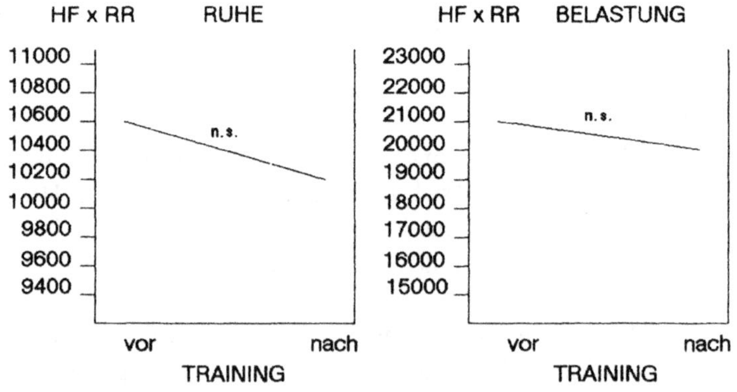

Abb. 32. Verhalten des Doppelproduktes (Herzfrequenz [*HF*] × Blutdruck [*RR*] in Ruhe und unter Belastung bei 41 Patienten der Trainingsgruppe vor und nach einem 4wöchigen Ausdauerbelastungstraining

5.3 Zur Beurteilung des Rehabilitationserfolges bei über 70jährigen Infarktpatienten

In letzter Zeit gewinnt die Rehabilitation des älteren Infarktpatienten immer mehr an Bedeutung. Während man bis vor einigen Jahren der Meinung war, daß ein Trainingseffekt jenseits des 65. bis 70. Lebensjahres kaum mehr erzielbar ist bzw. die Trainierbarkeit des menschlichen Körpers erlischt [103, 189], weiß man heute, daß auch der ältere Mensch über 65 Jahre trainiert werden kann [87, 105].

Da immer häufiger auch ältere Patienten nach Herzinfarkt zur Rehabilitation zugewiesen werden, war es von Interesse, bei über 70jährigen Herzinfarktpatienten die Leistungsfähigkeit vor und nach einem Rehabilitationsaufenthalt zu untersuchen. Dabei wurde der Frage nachgegangen, ob auch diese über 70jährigen Patienten von einem Ausdauertraining profitieren können.

5.3.1 Patienten und Methode

Es wurden 21 Herzinfarktpatienten (17 Männer, 4 Frauen, Durchschnittsalter 73,1 Jahre) vor und nach einem 6—8wöchigen Ausdauerbelastungstraining untersucht. Bei allen Patienten wurde zwei Tage nach der Aufnahme eine symptomlimitierte Fahrradergometrie im Sitzen vorgenommen. Die Belastung wurde mit 25 Watt begonnen und alle zwei Minuten um 25 Watt, bis zum Auftreten eines der üblichen Abbruchkriterien gesteigert. Bei allen Koronarkranken wurde ein individuell dosiertes Ausdauerbelastungstraining durchgeführt, wobei 60% der maximalen Leistungsfähigkeit als optimale Trainingsintensität festgelegt wurde. Dabei wurde jene Herzfrequenz, die 60% der maximalen Leistungsfähigkeit bei der ersten Ergometrie entsprach, als Richtmaß für die Trainingsintensität herangezogen. Diese sogenannte Trainingsherzfrequenz (THF 60) wird laut nachstehender Formel berechnet:

$$\text{THF } 60 = (\text{HF max} - \text{HF Ruhe}) \times 60\% + \text{HF Ruhe}$$

Die Patienten wurden 4mal wöchentlich einer 15minütigen therapeutischen Fahrradergometrie unterzogen, bei der sie mit der

THF 60 belastet wurden. Zusätzlich nahmen sie täglich am 15minütigen Morgensport, an 30minütigen gymnastischen Übungen und an einer 1½stündigen Terrainkur teil.

Nach dem 6—8wöchigen Rehabilitationsaufenthalt wurde neuerlich eine diagnostische Ergometrie nach den gleichen Richtlinien wie bei der Aufnahme durchgeführt. Außerdem wurde bei 14 dieser Patienten kurz nach der stationären Aufnahme die linksventrikuläre systolische und diastolische Funktion an Hand der Ejektionsfraktion (EF) in Ruhe und unter Belastung sowie der Peak Filling Rate (PFR) und der Time to Peak Filling Rate (TPFR) in Ruhe bestimmt.

Der Vergleich der erhobenen Parameter vor und nach dem Ausdauerbelastungstraining erfolgte mittels zweiseitigem t-Test nach Student für gepaarte Stichproben.

5.3.2 Ergebnisse

Die Ergebnisse des Ausdauerbelastungstrainings sind in Tabelle 14 und Abb. 33 dargestellt. Besonders hervorzuheben ist, daß alle Patienten, die einem Ausdauerbelastungstraining zugeführt wurden, eine signifikante Zunahme der maximalen Wattleistung von 85,7 ± 16,1 auf 101,8 ± 22,9 Watt aufwiesen ($p < 0.02$). Signifi-

Tabelle 14. Ergebnisse eines 6—8wöchigen Ausdauerbelastungstrainings bei 70jährigen Postinfarktpatienten (n = 21)

	n	Vor Training	Nach Training	p
Watt max.	21	85,7 ± 16,1	101,8 ± 22,9	< 0,02
HF max.	21	114,1 ± 18,9	114,7 ± 19,7	n.s.
HF submax.	21	93,7 ± 12,5	79,4 ± 22,8	< 0,05
HF Ruhe	21	71,3 ± 10,9	67,2 ± 9,9	n.s.

Watt max. maximale Wattleistung, *HF max.* maximale Herzfrequenz, *HF submax.* submaximale Herzfrequenz.

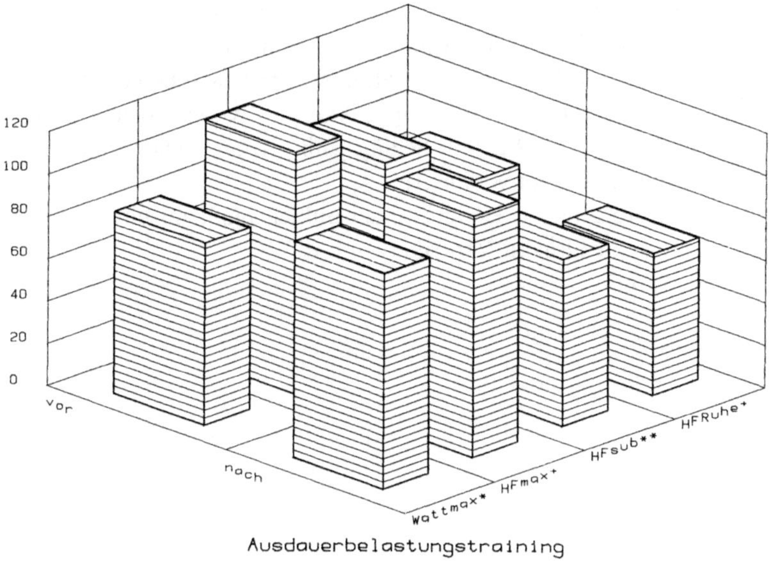

Abb. 33. Dreidimensionale graphische Darstellung der in der Tabelle 14 dargestellten Ergebnisse eines Ausdauerbelastungstrainings bei Patienten nach Herzinfarkt. *Watt max.* maximale Wattleistung, *HF max.* maximale Herzfrequenz, *HF sub* submaximale Herzfrequenz, * $p < 0.02$; ** $p < 0.05$; + n.s.)

Tabelle 15. Nuklearmedizinische Parameter der linksventrikulären systolischen und diastolischen Funktion bei 70jährigen Postinfarktpatienten (n = 14)

Nuklearmedizinische Parameter der linksventrikulären Funktion	n	
Ejektionsfraktion (EF) in Ruhe	14	59,8 ± 11,5%
Ejektionsfraktion unter Bel.	14	48,9 ± 15,1%
Peak Filling Rate (PFR)	14	2,44 ± 0,61 EDV/s
Time to Peak Filling Rate (TPFR)	14	153,6 ± 66,1 m/s

EDV/s Enddiastolisches Volumen pro Sekunde, *m/s* Millisekunden.

kant konnte die submaximale Herzfrequenz von 93,7 ± 12,5 auf 79,4 ± 22,8 Schläge/min vermindert werden ($p < 0.05$), während hingegen der Vergleich der Ruhe-Herzfrequenz zwischen erster und zweiter Ergometrie keine signifikanten Änderungen ergab (71,3 ± 10,9 vs. 67,2 ± 9,9 Schläge/min) (n.s.). Die maximale Herzfrequenz blieb unverändert.

Tabelle 15 zeigt die Ereignisse der nuklearmedizinischen Funktionsanalyse des linken Ventrikels.

6 Diskussion

6.1 Methodischer Teil

6.1.1 Bestimmung der systolischen Funktion

Die Ejektionsfraktion des linken Ventrikels hat als funktioneller Parameter des Herzens eine besondere klinische und prognostische Bedeutung erlangt [161, 166]. Zu ihrer Bestimmung stehen neben der invasiven Kontrastmittelcineventrikulographie nicht-invasive Verfahren wie die zweidimensionale Echokardiographie zur Verfügung. Während diese Methoden erst in den letzten Jahren zur klinischen Anwendung kamen, wurde seit über 30 Jahren [180] versucht, die Funktion des Herzens mit nicht bildgebenden Strahlendetektoren zu messen. Die „Radiokardiogramme" dienten zur Bestimmung des Herzzeitvolumens, der pulmonalen Transitzeit sowie der Erfassung von intrakardialen Shunts [58, 59, 67, 131, 132]. Durch die Verbesserung des zeitlichen Auflösungsvermögens dieser Systeme wurde es möglich, die Ejektionsfaktion aus dem Transit eines Aktivitätsbolus durch die Herzhöhle zu bestimmen [215]. Eine qualitative und quantitative Erfassung von Wandbewegungsstörungen gelang wiederum durch die Entwicklung von Szintillationskameras, die mit dem EKG getriggert an ein Computersystem angeschlossen werden konnten. Eine Quantifizierung der Ejektionsfraktion wurde zusätzlich durch die Analyse von Zählratenänderungen in einem räumlich begrenzten Areal („Region of Interest") möglich [160, 218]. Parallel zur Verbesserung der Auswertung der Radionuklidventrikulographie durch den Einsatz der Fourier-Analyse [1] wurde es möglich, durch Verwendung von Mikroprozessoren mobile Gammastrahlungsmeßsonden zu entwickeln. Wagner et al. [228] berichteten 1975 erstmals über ein sog. „Nuclear Stethoscope“ zur Bestimmung der linksventrikulären Ejektionsfraktion. Bei diesem Gerät handelt es sich um eine nicht bildgebende Szintillationsmeßsonde, wobei die Registrierung mit der R-Zacke des EKG getriggert wird. Die mittels Nuclear Stethoscope bestimmten Ejektionsfraktionen korrelierten gut (r = 0.785) mit den Werten der Radionuklidventrikulographie [37].

Ähnliche Korrelationen (r = 0.864) konnten bereits von Strashun et al. [217] für eine Gruppe von Patienten mit normo- bis diffus hypokinetischen Ventrikeln aufgestellt werden. Im Rahmen derselben Untersuchung ergab sich für eine Gruppe von Patienten mit Wandbewegungsstörungen eine Korrelation von r = 0.68 zwischen dem Nuclear Stethoscope und der getriggerten Herzbinnenraumszintigraphie. Enge Korrelationen zwischen beiden Methoden wurden weiterhin von Tarkowska et al. [220] bei einem gemischten Patientengut (r = 0.82 bzw. 0.86) sowie von Wagner et al. [230] bei weiteren 30 Patienten (r = 0.86) festgestellt. Die Abweichungen zwischen den Werten beider Methoden dürften in der unterschiedlichen Art der Backgroundkorrektur begründet sein [35, 214].

Der Vorteil der nuklearmedizinischen Bestimmung der Ejektionsfraktion mittels Nuclear Stethoscope besteht darin, daß weder Echokardiographie noch andere Hilfstechniken für die Positionierung des Kollimators notwendig sind. Die Meßgenauigkeit der Ergebnisse dieser nicht bildgebenden Methode ist besonders von der Positionierung des Kollimators über dem linken Ventrikel und von der Backgroundaktivität abhängig. Diese Korrektur erfolgte bei unseren Untersuchungen mit Hilfe eines konstanten Quotienten (Background-Counts/Enddiastolische Counts = 0.52) [98, 135].

Erwähnenswert ist, daß mit dieser nicht bildgebenden Methode Fehlerquellen bei der Bestimmung auftreten können. Zunächst deshalb, weil der Kollimator dermaßen entwickelt wurde, daß er der Größe des linken Ventrikels entsprechende Impulsratenschwankungen nachweisen kann, und deshalb Fehlmessungen bei kleinem linken Ventrikel möglich sind, da während der Untersuchung nicht nur Gamma-Quanten vom Herzen, sondern auch aus dem umgebenden Gewebe mitregistriert werden. In diesem Fall werden höhere endsystolische Zählraten — vor allem im Normalbereich — gemessen, wodurch zu hohe Werte der Ejektionsfraktion gemessen werden. Diese Fehleinschätzung der Ejektionsfraktion kann auch bei Patienten mit vergrößertem rechten Ventrikel oder linken Vorhof auftreten, da die Isolierung des linken Ventrikels von den umgebenden kardialen Strukturen sehr schwierig ist. Neben dieser zu hohen Einschätzung der Ejektionsfraktion ist andererseits auch eine zu niedrige Bestimmung der Ejektionsfraktion möglich [236].

Dies tritt dann auf, wenn der Ventrikel vergrößert ist, wodurch das Blickfeld relativ zu klein ausfällt, so daß die enddiastolischen Zählraten geringer ausfallen. Diese Fehlmessungen der Ejektionsfraktion sind vor allem bei übergewichtigen oder emphysematösen Patienten möglich. Des weiteren können Probleme bei der Vermessung von Einzelschlägen bedingt durch die respiratorische Rotation des Herzens um die lange Achse auftreten. Diese atemabhängigen Schwankungen der Volumenkurven sind jedoch an den Volumenkurven deutlich erkennbar und können durch oberflächliches Atmen verhindert werden. Eine weitere Fehleinschätzung mit zu hohen Werten der Ejektionsfraktion ist auch bei Patienten mit geringen linksventrikulären Dyskinesien möglich, nämlich dann, wenn der Kollimator über einem sich relativ gut kontrahierenden Bezirk positioniert wird, ohne das akinetische Areal zu erfassen.

Schließlich besteht eine weitere Fehlermöglichkeit bei der Bestimmung der Ejektionsfraktion durch falsche Abschätzung der Backgroundaktivität [228]. Zwar besteht bei dieser nicht-invasiv angewandten Methode eine Einstellhilfe in Form eines Balkens, doch erfordert auch die Untersuchung mit dem Nuclear Stethoscope — wie auch bei anderen Bestimmungen der linksventrikulären Funktion mit Radionukliden — eine empirische eigene Erfahrung mit der Backgroundkorrektur, da auch die umgebende Strahlung vor dem Herzen und der benachbarten Strukturen miterfaßt wird [11, 30, 40, 84, 147]. Die eigenen Erfahrungen sprechen im Einklang mit anderen Untersuchern dafür, daß bis auf wenige Ausnahmen, eine optimale Einschätzung der Ejektionsfraktion mittels automatischer Backgroundkorrektur möglich ist, wobei diese am besten mit Hilfe eines konstanten Quotienten (Background — Counts/ enddiastolische Counts = 0.52) erfolgt [98, 135].

Zum Vergleich der nicht-invasiv ermittelten Ejektionsfraktion mit den invasiv bestimmten Werten bietet sich am besten die invasive Cineventrikulographie an. Diese ist hinsichtlich der räumlichen Auflösung und damit der Detailerkennbarkeit anerkanntermaßen allen anderen nicht-invasiven Methoden überlegen [37]. Gelegentlich wird die quantitative Auswertung von Cineventrikulographien durch das Auftreten von Extrasystolen sowie einer unzureichenden Kontrastierung des Ventrikelkavums limitiert. Auch die Überlagerung von verschiedenen Strukturen des Herzens, z. B. zwischen dem interventrikulären Septum und einem akinetischen Vorderwandspitzenareal in der LAO-Projektion kann die Definierung der endsystolischen und enddiastolischen Silhouetten erschweren. Im Vergleich zu den cineventrikulographisch bestimmten Ejektionsfraktionen (durchgeführt an der kardiologischen Abteilung der Universitätsklinik Graz, Univ.Prof. Dr. W. Klein) ergab sich mit dem Nuclear Stethoscope eine gute Korrelation (r = 0.89). Ähnlich gute Ergebnisse sind auch von Nishimura [169] (r = 0.79) und von La Manna et al. [129] (r = 0.88) bekannt.

6.1.2 Bestimmung der diastolischen Funktion

Aus zahlreichen nicht-invasiven mit der Kamera durchgeführten Untersuchungen ist bekannt, daß die linksventrikuläre diastolische Funktion in einem hohen Prozentsatz bei Patienten mit koronarer Herzkrankheit in Ruhe abnorm war, unabhängig von der linksventrikulären systolischen Funktion oder einem durchgemachten Myokardinfarkt [93, 101, 173, 182, 237]. Das Nuclear Stethoscope erlaubt neben der Bestimmung der Ejektionsfraktion auch eine Erfassung der diastolischen Funktion mittels der Parameter Peak Filling Rate (PFR) und Time to Peak Filling Rate (TPFR). Die vorgeschlagenen Variablen lassen sich mit dem Nuclear Stethoscope relativ einfach ermitteln. Vergleiche der mit Hilfe der Gammakamera und dem Nuclear Stethoscope ermittelten PFR und TPFR haben eine gute Übereinstimmung der Ergebnisse gezeigt [13, 169, 217, 229]. Auch konnte beim Vergleich mit invasiven Messungen mittels Linksherzkatheter eine gute Relation zwischen der PFR und der invasiv gemessenen Konstanten der Relaxation (τ) festgestellt werden [32].

Interessant sind in diesem Zusammenhang eigene Untersuchungen, in denen wir unseres Wissens erstmals eine enge Beziehung zwischen der mittels Nuclear Stethoscope ermittelten PFR und der echokardiographisch bestimmten Relaxationszeit mit einem Korrelationskoeffizienten von $r = 0.81$ nachweisen konnten. Auf Grund dieser Untersuchungen ist anzunehmen, daß sich dieser nicht-invasiv bestimmte Parameter der diastolischen Funktion gut zur Abschätzung der linksventrikulären diastolischen Funktion eignet.

Bei dem mit dem Nuclear Stethoscope durchgeführten Untersuchungen der diastolischen Funktion werden alle Zählraten auf die Enddiastole normalisiert, d. h. daß der Cursor T 1 auf die Enddiastole plaziert wird (Abb. 5), sodaß sich der Cursor T 1 in der gleichen Position wie der Cursor T 3 befindet. Als nächster Schritt wird dann die maximale Füllungsrate (PFR) bestimmt. Während der Cursor T 1 in der Enddiastole bleibt, wird T 3 mit einem Abstand von 0,04 ms vor den Cursor T 2 gesetzt. Nach dieser Einstellung werden beide Cursors in dem vorhin genannten konstanten Abstand über die Füllungskurve geführt, bis die maximale Füllungsrate (PFR) am Computer angezeigt wird (Abb. 6). Im Anschluß daran wird die Time to Peak Filling Rate bestimmt. Dabei wird der Cursor T 1 zu einem Punkt der raschen diastolischen Füllungskurve bewegt, der sich zwischen T 3 und T 2 befindet. Dieser Punkt entspricht dem Maximalpunkt der linksventrikulären Zeitaktivitätskurve. Anschließend werden T 3 und T 2 auf ihre ursprünglichen Positionen und T 1 auf den vorhin beschriebenen maximalen Füllungspunkt der linksventrikulären Zeit-Aktivitäts-Kurve bewegt. Aus der Distanz T 2–T 1 kann nun die Time to Peak Filling Rate abgelesen werden (Abb. 7).

Die Bewertung der zeitabhängigen Meßgröße TPFR wird dadurch beeinträchtigt, daß mittels Nuclear Stethoscope physiologisch wichtige Zeitpunkte — wie z. B. die Mitralklappenöffnung —

nicht exakt erfaßt werden können. Die Interpretation von Veränderungen der Zeit bis zur maximalen Füllungsrate wird dadurch erschwert, daß sie sowohl durch Veränderungen der isovolumetrischen Relaxationsphase, als auch der frühen diastolischen Füllungsphase beeinflußt werden können [32].

Trotz der genannten Einschränkungen, scheint eine Abschätzung der diastolischen Ventrikelfunktion mit ihrer Hilfe gut möglich zu sein [28, 143].

Eine seit längerem bekannte Methode zur Erfassung der linksventrikulären Funktion besteht in der invasiven Bestimmung des Pulmonalkapillardruckes (PCP) mit dem Einschwemmkatheter. Der PCP entspricht beim Fehlen eines Mitralvitiums dem enddiastolischen Füllungsdruck des linken Ventrikels (LVEDP) [21, 68, 92, 162] und sein pathologischer Druckanstieg spricht meist für eine Störung der linksventrikulären Funktion. Beim Auftreten einer Myokardischämie kommt es zu einem deutlichen Anstieg des diastolischen Füllungsdruckes bei nur geringgradigem Anstieg des diastolischen Volumens [9, 60, 86]. Als Ursache für die Veränderung der Muskelsteifigkeit während der Myokardischämie kommt eine Zunahme der Sarkomerlänge durch die systolische Überstreckung der ischämischen Muskelfasern in Betracht [101]. Während der Myokardischämie spielt die linskventrikuläre Relaxation eine wesentliche Rolle, da während dieser die Relaxationsgeschwindigkeit signifikant abnimmt [9, 81, 86].

Mit den Parametern PFR und TPFR wird neben der raschen diastolischen Füllung auch die gestörte Relaxation erfaßt [28], wobei eine verzögerte Relaxation naturgemäß vor allem die frühe Diastole beeinflußt, während der Effekt in der späten Diastole ähnlich wie bei Myokardhypertrophie gering ist [81].

Die Erhöhung des enddiastolischen Druckes während Myokardischämie ist neben der gestörten Relaxation durch passagere Herzinsuffizienz und Ventrikeldilatation und durch Reduktion der Dehnbarkeit des linken Ventrikels zu erklären. Wegen der ganz entscheidenden Bedeutung der gestörten Relaxation ist parallel mit dem enddiastolischen Druck auch der frühdiastolische Druck stark erhöht, im Gegensatz zur rein enddiastolischen Erhöhung infolge

Reduktion der Compliance bei z. B. großer Myokardnarbe. Da bei Ischämie früh- und enddiastolischer Druck gleichermaßen überhöht sind, kommt es zu einer entsprechenden Überhöhung des PCP, bei reiner Erhöhung des enddiastolischen Druckes im linken Ventrikel dagegen nur zu einer geringgradigen Erhöhung des PCP, da er als Mitteldruck gemessen auch das mittlere Druckverhalten während der gesamten Diastole repräsentiert [191]. Im Einzelfall ist es — unabhängig von der Art der Gefäßerkrankung — nicht möglich, an Hand des Verlaufes des Druckanstieges und der Belastung zu entscheiden, ob dieser Anstieg durch eine koronare (Ischämie) oder myokardiale (Narbengewebe) Komponente verursacht ist [186]. Interessant sind unsere Untersuchungen insofern, als sie zeigen, daß die gestörte Ventrikelfunktion nicht-invasiv an Hand der abnormen Peak Filling Rate und/oder Time to Peak Filling Rate bei allen Patienten nachgewiesen werden konnte, bei denen diese auch invasiv auf Grund des pathologischen PCP möglich war. Dabei fällt besonders auf, daß die diastolische linksventrikuläre Funktionsstörung nichtinvasiv bereits in Ruhe in einem höheren Prozentsatz (78,6%) nachweisbar war als bei der invasiven Untersuchung (60,7%) trotz Einbeziehung der Belastung, wobei dies damit zusammenhängen kann, daß einige Patienten aus extrakardialen Gründen nicht ausbelastet wurden.

6.1.3 Bestimmung des Herzminutenvolumens

Zur nichtinvasiven Bestimmung des Herzminutenvolumens wurde die Messung nach dem Indikatorverdünnungsprinzip durchgeführt, wobei die Registrierung der Zeit-Konzentrations-Kurve extern durch präkordiale Radioaktivitätsmessung erfolgte. Dabei werden Konzentrationsänderungen der Radioaktivität des Blutes in den Herzkammern bei möglichst konstanter Meßgeometrie extern gemessen. Wenn ein kleines Volumen eines radioaktiven Indikators intravenös, also vor dem Herzen injiziert wird, so ist die durchschnittliche Verdünnung der radioaktiven Substanz in den vom Herz wegführenden Gefäßen ein direkter Index für das Blutvolumen, welches das Herz in der Zeiteinheit passiert und diese

Verdünnung verursacht. Es ergibt sich daraus die bekannte Beziehung, daß die injizierte Indikatormenge mit dem Produkt der Durchflußrate mal der in der Zeiteinheit sich ändernden Konzentration integriert über die Dauer der ersten Indikatorpassage ist. Der Konzentrationsabfall folgt dabei, gleichgültig ob die Messung in einer peripheren Arterie oder über dem Herzen erfolgte, einer exponentiellen Funktion mit einer bestimmten Eliminationskonstanten [131, 179].

Für die Bestimmung des Herzminutenvolumens mittels Nuclear Stethoscope ist vor allem auf die richtige Position des senkrecht stehenden Kollimators zu achten, wobei dieser im 4. ICR links parasternal positioniert werden sollte. Wichtig ist auch, daß ein genügend großer Abstand zwischen Herz und Kollimator besteht, wobei der Mindestabstand 10—15 cm betragen soll, da nur damit eine ausreichende Zählausbeute gewährleistet ist. Mit dieser Einstellung konnte bei allen 27 Patienten nach Injektion des Technetium 99 m der Aktivitätsbolus einwandfrei vom rechten Herzen über die Lunge bis in das linke Herz verfolgt und damit auch eine typische Kurve in der First Transit Mode gewonnen werden. Auf die Bedeutung eines genügend großen Abstandes zwischen Detektor und Herz wies auch Leb [131] bei der nicht-invasiven Herzminutenvolumensmessung hin, wobei er in diesen Untersuchungen erst bei einem Abstand von 15 bis 20 cm eine ausreichende Zählausbeute feststellen konnte. Der größere Abstand bewirkt außerdem, daß die Nachweiswahrscheinlichkeit für die detektornahen und detektorfernen Anteile der Herzkammer nicht so unterschiedlich ist, wie bei kleinen Meßabständen [131].

Der Vorteil der von uns angewandten, nicht-invasiven Methode zur Bestimmung des Herzminutenvolumens liegt neben der Einfachheit der Durchführung in der risikoarmen Untersuchung und erfordert einen geringen personellen und zeitlichen Aufwand. Ein weiterer Vorteil besteht darin, daß das Herzminutenvolumen durch Injektion kleinerer Dosen von Technetium 99 m ohne größeres Risiko wiederholt bestimmt werden kann, was unter anderem in der Intensivmedizin zur Verlaufskontrolle hämodynamischer Parameter relevant sein könnte. So ermöglicht diese Methode sowohl die nicht-invasive Abschätzung des Herzminutenvolumens als auch die Beurteilung des HMV-Verlaufs.

Interessant waren die vorliegenden Ergebnisse insofern, als eine gute Korrelation zwischen der nicht-invasiven nuklearmedizinischen Methode (Nuclear Stethoscope) und dem invasiven Untersuchungsverfahren (Thermodilution) mit einem Korrelationskoeffizienten von r = 0,89 ermittelt werden konnte.

Zur Wertigkeitsbeurteilung dieser nicht-invasiven Herzminutenvolumensvermessung mittels Nuclear Stethoscope wurde zusätzlich bei allen Patienten unmittelbar nach dem nicht-invasiven Verfahren das HMV auch invasiv mittels Rechtskatheter bestimmt. Die Durchführung dieser allgemein anerkannten invasiven Herzminutenvolumsbestimmung verlief bei allen Patienten ohne Probleme. Auch die Zahl der ventrikulären Extrasystolen bei der Ventrikelpassage des Katheters war dank der ballonbestückten Katheterspitze gering. In keinem Fall wurden bedrohliche Rhythmusstörungen ausgelöst. Die Injektion der Kältelösung im rechten Vorhof führte zu keiner gerichteten Änderung der Herzfrequenz, es wurden hierbei auch keine Rhythmusstörungen induziert. Bei der Wahl der Indikatortemperatur haben wir eisgekühlte Kochsalzlösung von 0 bis 5 Grad Celsius gegenüber der technisch weniger aufwendigen Injektion mit Raumtemperatur vorgezogen. Bekanntlich kommt es im zentralen Kreislauf zu respiratorischen Temperaturschwankungen von der Größenordnung 0,02—0,05 Grad Celsius bzw. bis zu 15% des Vollausschlages [3, 79, 213], die nicht auf einen Kühleffekt bei der Ventilation zurückzuführen sind, sondern auf zyklische Änderungen der Blutverteilung aus verschiedenen Venengebieten. Bei Anwendung eines Indikators von Raumtemperatur wird dadurch das „Störsignal" einer zyklisch schwankenden Null-Linie unverhältnismäßig groß gegenüber dem durch den Kältebolus induzierten „Meßsignal" [163].

Eine weitere Fehlerquelle beim Kälteverdünnungsverfahren ist die Möglichkeit des direkten Kontakts von Termistor und Gefäßintima [141, 197, 213]. Diese konnten wir durch Zurückziehen des Katheters in einen Gefäßabschnitt, in dem keine Okklusion durch eine normale Ballonfüllung mehr zu erzielen war, verhindern.

6.2 Klinischer Teil

6.2.1 Diastolische Funktion

Die koronare Ischämie führt zu tiefgreifenden Veränderungen der Dynamik des Herzens, wobei sowohl die systolische als auch die diastolische Myokardfunktion betroffen sind.

Während lange Zeit hindurch vor allem die systolische Funktion des Herzens besondere Beachtung gefunden hat, gewinnt in letzter Zeit auch die diastolische Funktion zunehmend an Interesse. Zwar sind Kontraktion und Relaxation zu einem gewissen Ausmaß miteinander verknüpft, jedoch ist die Relaxation nicht einfach eine passive Umkehrung der Vorgänge während der Systole. Die Relaxation ist vielmehr ein energieverbrauchender Prozeß, bei dem Kalziumionen vom Aktin-Myosin-Komplex abgetrennt und ins sarkoplasmatische Retikulum zurückgenommen werden. Die systolische Funktion wird durch die Wechselbeziehung verschiedener Faktoren bestimmt, die einerseits direkt den linken Ventrikel beeinflussen (Vollständigkeit der linksventrikulären Relaxation, zeitlicher Ablauf der ventrikulären Kontraktion sowie elastische und visköse Eigenschaften des Myokards) und andererseits indirekt auf die linke Kammer einwirken (Perikard und Pleuraddruck, die rechtsventrikuläre Kontraktion und der koronare Perfussionsdruck).

Ischämie des linken Ventrikels kann zu klinisch signifikanten Veränderungen der diastolischen Funktion führen, bei nur geringen oder gar keinen Veränderungen der systolischen Funktion [5]. So können Störungen der diastolischen Funktion, trotz normaler systolischer Funktion zu einem Anstieg des linksventrikulären Füllungsdruckes und über einen Druckanstieg in der Lungenstrombahn zu entsprechenden klinischen Symptomen führen [32]. Aus zahlreichen tierexperimentellen und klinischen Studien ist bekannt [81, 86], daß eine Reihe von Faktoren die diastolische Funktion des linken Ventrikels beeinflussen können. Akute Myokardischämie führt zu Verlangsamung der isovolumetrischen Relaxation, einer verzögerten linksventrikulären Kontraktion und Änderungen der passiven elastischen Eigenschaften des Myokards. Bei Patienten mit koronarer Herzkrankheit konnte durch belastungsinduzierte Ischämien nachgewiesen werden, daß es zu Verschiebungen der diastolischen Druckvolumenbeziehung mit einem Anstieg des Füllungsdrucks bei gleichbleibendem diastolischen Volumen kommt, wobei dies mit einer Änderung der Kammerdehnbarkeit (Compliance) erklärt wird [4, 20, 36, 48, 56, 101, 119, 221]. Ähnliche Veränderungen wurden auch bei spontaner Angina pectoris beobachtet [150].

Mit Hilfe invasiver Verfahren konnten bei Patienten mit chronischer koronarer Herzkrankheit aber bereits in Ruhe Veränderungen der diastolischen Ventrikelfunktion nachgewiesen werden, ohne daß die Zeichen einer akuten Ischämie vorlagen [93, 101, 173, 182, 237].

Da aus Untersuchungen bekannt ist [28], daß sich die Peak Filling Rate und Time to Peak Filling Rate gut zur nichtinvasiven Beurteilung der diastolischen Funktion eignen, sollte untersucht werden, ob auch mit diesen mittels Nuclear Stethoscope bestimmten Parametern der diastolischen Funktion bei Patienten mit koronarer Herzkrankheit eine diastolische Funktionsstörung bereits in Ruhe nachgewiesen werden kann.

Unsere Untersuchungen waren insofern interessant, als sie ergaben, daß bei 85,9% der Koronarkranken diese nichtinvasiv ermittelten Variablen der diastolischen Funktion (PFR und/oder TPFR) pathologisch ausfielen, während die systolische Funktion in einem geringeren Prozentsatz, nämlich in nur 60,5% erniedrigt war. Aus unseren Ergebnissen kann somit geschlossen werden, daß sich die mittels Nuclear Stethoscope ermittelten Variablen der diastolischen Funktion (PFR, TPFR) gut zur Erkennung einer linksventrikulären Funktionsstörung bei Patienten mit koronarer Herzkrankheit eignen. Unsere Resultate stehen gut im Einklang mit den Ergebnissen von Bonow et al. [28], die mit der Radionuklidventrikulographie bei Koronarkranken eine gestörte diastolische Funktion in 91% der Fälle nachweisen konnten. Die Ursache der Funktionsstörung bei Koronarkranken ist auf einen fibrotischen Umbau des Herzmuskels zurückzuführen. Durch das Narbengewebe kommt es zu einer Compliancestörung, welche sich invasiv durch den erhöhten enddiastolischen Druck und nichtinvasiv durch die Peak Filling Rate und verlängerte Time to Peak Filling Rate abschätzen läßt.

Diese Feststellung, daß sich diese nicht-invasiv bestimmten Parameter der diastolischen Funktion gut zur Abschätzung der linksventrikulären diastolischen Funktion eignen, wurde auch durch invasive Untersuchungen bestätigt [32], wobei bei einem Vergleich der mittels Nuclear Stethoscope ermittelten Funktion (PFR) mit dem mittels Linkskatheter invasiv bestimmten neg. dp/dt und der daraus abgeleiteten Konstanten (τ) eine gute Korrelation festgestellt werden konnte.

Auch wir fanden in einer eigenen nicht-invasiven Untersuchung beim Vergleich der mittels Nuclear Stethoscope bestimmten PFR und der durch gleichzeitige Echokardiographie und Phonokardiographie ermittelten Relaxationszeit eine gute Korrelation zwischen diesen nicht-invasiven Meßgrößen der diastolischen Funktion mit einem Korrelationskoeffizienten von $r = 0.81$ (Abb. 12).

Änderungen der diastolischen elastischen Eigenschaften des Myokards lassen sich auch mit der Spannungslängenbeziehung, der sogenannten „stress strain"-Beziehung charakterisieren [157]. Stress ist definiert als Kraft pro Einheit Muskelfläche. In die Stress-Berechnung geht der Ventrikeldruck, die Längs- und Querachse der Kammer sowie die Myokarddicke ein. Strain ist definiert als eine durch Stress bedingte Dimensionsänderung des Ventrikels, bezogen auf die Ausgangsdimension. Zwischen Stress und Strain besteht eine exponentielle Beziehung. Änderung der Steigerung dieser Exponentiellen zeigen Änderungen der Myokardsteifigkeit an.

In einer tierexperimentellen Arbeit untersuchten Hess et al. [100] die Wirkung regionaler Myokardischämie auf die diastolische Myokardsteifigkeit unter Berücksichtigung visköser Eigenschaften des Myokards. Bei diesen Experimenten, bei denen mit einem Ballon der Ramus interventrikularis anterior am Übergang vom proximalen zum mittleren Drittel okkludiert wurde, konnte gezeigt werden, daß unter Ischämie die diastolischen elastischen Eigenschaften des Myokards verändert wurden. Unter regionaler Ischämie wurde das Ventrikelmyokard regional steifer. Eine Zunahme der diastolischen Myokardsteifigkeit unter Ischämie, die sich in einer solchen Änderung der Stress-Strain-Beziehung wiederspiegelt, bedeutet klinisch einen höheren diastolischen Füllungsdruck für ein gegebenes diastolisches Ventrikelvolumen. Im Angina-pectoris-Anfall steigt der enddiastolische Druck an, ohne daß sich das enddiastolische Volumen wesentlich ändert. Die gesamte Druckvolumenkurve wird jedoch unter Ischämie nach oben verlagert, so daß der diastolische Druck für jedes gegebene Volumen höher ist. Diese Veränderungen sind hämodynamisch ungünstig, da der erhöhte diastolische Druck die Lungenstrombahn beeinflußt. Dies kann sich klinisch im Auftreten von Dyspnoe und Lungenstauung äußern. Schließlich kann eine erhöhte Steifigkeit des Myokards die diastolische Ventrikelfüllung behindern, wodurch die systolische Auswurfphase beeinträchtigt wird.

6.2.1.1 Diastolische Funktion und ventrikuläre Arrhythmien

Aus mehreren Studien, in denen angiographische und hämodynamische Befunde mit ventrikulären Rhythmusstörungen korreliert wurden, ist bekannt, daß poststenotische Akinesien mit gehäuften und komplexen Kammerarrhythmien einhergehen [15, 16, 18, 19, 45, 46, 134, 196, 212], wobei die regionale Akinesie bzw. Asynergie als Hinweis für ein narbig umgebautes Myokardareal anzusehen ist. Da die damit verbundene Ventrikelschädigung mit einer Verminderung der linksventrikulären Auswurffraktion einhergeht, ist ihre Abnahme mit einer signifikanten Zunahme der Extrasystolie verbunden [15, 16, 19].

Wie bereits erwähnt, kann es bei Koronarkranken neben der Verminderung der Auswurffraktion durch das Narbengewebe auch zu einer Compliance-Änderung kommen. Diese läßt sich durch den erhöhten linksventrikulären enddiastolischen Druck (LVEDP) abschätzen, wobei letzterer beim Fehlen einer Mitralstenose mit dem Pulmonalkapillardruck (PCP) identisch ist. Auch korreliert der erhöhte LVEDP mit gehäuften komplexen Ektopien, wie aus der Literatur seit Jahren bekannt ist [15, 16, 19, 46, 196, 212]. Da bisher noch keine Untersuchungen über eine Beziehung zwischen ventrikulären Arrhythmien und der Peak Filling Rate und Time to Peak Filling Rate vorlagen, sind wir der Frage nachgegangen, ob zwischen diesen nicht-invasiven Parametern der linksventrikulären diastolischen Funktion und ventrikulärer Extrasystole eine Relation besteht.

Die Untersuchungen ergaben, daß zwischen der Peak Filling Rate und der Time to Peak Filling Rate als Parameter der linksventrikulären diastolischen Funktion und dem Schweregrad ventrikulärer Arrhythmien ein Zusammenhang besteht, wobei für die Peak Filling Rate zwischen den Lown-Klassen 0 und III sowie 0 und IV a eine statistische Signifikanz ermittelt werden konnte. Für die Time to Peak Filling Rate fand sich ein statistisch signifikanter Unterschied lediglich zwischen den Lown-Klassen 0 und III. Ein analoges Ergebnis war auch bei der Ejektionsfraktion nachweisbar, wobei ebenfalls ein statistisch gesicherter Zusammenhang zwischen der linksventrikulären systolischen Funktion und der Lown-Klassifizierung festgestellt werden konnte. Zur Überprüfung der Validität der nuklearmedizinischen Messungen und zur Untersuchung der klinischen Anwendbarkeit der Parameter der diastolischen und systolischen Funktion wurden die Sensitivität und Spezifität bestimmt; dabei ergab sich für die Peak Filling Rate eine Sensitivität von 71% und für die Time to Peak Filling Rate von 57%. Bei Betrachtung beider nuklearmedizinischer Parameter der diastolischen Funktion (Peak Filling Rate und/oder Time to Peak Filling Rate) nahm die Sensitivität auf 86% zu (Tabelle 16).

6.2.1.2 Diastolische Funktion des älteren Herzinfarktpatienten

In letzter Zeit wird dem Herzen des älteren Patienten in der kardiologischen Forschung zunehmende Beachtung geschenkt [10, 63, 73, 75, 105]. Nach neueren Untersuchungen bestehen offensichtlich keine klassischen Altersveränderungen des Herzens im Vergleich zu jüngeren Patienten [10]. Dafür sprechen auch Untersuchungen von Hollmann et al. [105], welche an der Herzmuskelzelle

Tabelle 16. Sensitivität und Spezifität nuklearmedizinischer Parameter für das Auftreten höhergradiger ventrikulärer Arrhythmien (Lown-Klassen III und IV a)

Nuklearmedizinische Parameter	Sensitivität	Spezifität
Peak Filling Rate (normal > 2,5 EDV/sec)	71%	90%
Time to Peak Filling Rate (normal < 180 m/sec)	57%	80%
Peak Filling Rate und/oder Time to Peak Filling Rate	86%	80%
Ejektionsfraktion (normal > 60%)	76%	60%

im mikroskopischen Bereich keine altersbedingten Veränderungen feststellen konnten. Franke [73] fand bei einer Untersuchung rüstiger, über 100jähriger Probanden, daß diese trotz nachweisbarer kardialer Polypathie kardiovaskulär völlig kompensiert waren und im allgemeinen einen fast unauffälligen EKG- und Thoraxröntgenbefund aufwiesen.

In diesem Zusammenhang sei auch auf Untersuchungen von Frenzel [75] hingewiesen, welcher zeigen konnte, daß sich bei Menschen im Gegensatz zu Ratten keine Altersfibrose des Interstitiums entwickelt. Dafür scheinen auch biochemische Untersuchungen zu sprechen, aus denen hervorgeht, daß im Herzmuskel des älteren Patienten keine Zunahme des Hydroxyprolins gefunden werden konnte [63].

Da aus Untersuchungen bekannt ist [177], daß hinsichtlich der systolischen Funktion (EF in Ruhe und unter Belastung, bestimmt mit der Radionuklidventrikulographie) kein signifikanter Unterschied zwischen älteren und jüngeren Koronarkranken besteht, war es von Interesse, die linksventrikuläre diastolische Funktion bei älteren Patienten nach Herzinfarkt im Vergleich zu jüngeren Probanden zu untersuchen.

Darüber hinaus haben wir auch die systolische Funktion in Ruhe und unter Belastung bestimmt.

Die eigenen Ergebnisse sind insofern interessant, als sie zeigen, daß sich beim Vergleich der diastolischen Funktion zwischen den älteren und den jüngeren Patienten kein signifikanter Unterschied ergab. (PFR: 2.41 vs. 2.38 EDV/s, TPFR: 156 vs. 182 ms). Ebenfalls kein signifikanter Unterschied konnte beim Vergleich der Ruhe-EF (59 vs. 57%) und der Belastungs-EF (43 vs. 41%) zwischen den über 70jährigen und den 50jährigen Koronarkranken gefunden werden. Dies erlaubt die Schlußfolgerung, daß auch bei älteren Herzinfarktpatienten offenbar keine zusätzlichen altersbedingten strukturellen Veränderungen des Myokards vorzuliegen scheinen.

6.2.1.3 Zur Beeinflussung der diastolischen Funktion durch Kalziumantagonisten

Da die bei Koronarkranken häufig auftretende Funktionsstörung über eine Zunahme des Drucks in der Lungenstrombahn zu Dyspnoe und zu einer Einschränkung der körperlichen Leistungsbreite führen können, erscheint die Frage nach der therapeutischen Beeinflussung der diastolischen Ventrikelfunktion von Interesse. Es wurde daher der Frage nachgegangen, ob die diastolische Funktionsstörung bei Koronarkranken durch die Gabe von Kalziumantagonisten (Diltiazem) verbessert werden kann.

Diltiazem führte bei den untersuchten Patienten zu einem signifikanten Anstieg der Peak Filling Rate (PFR) von 2,08 auf 2,34 EDV/s und der Füllungsfraktion (FF) von 30 auf 33% ($p < 0.001$). Die Time to Peak Filling Rate (TPFR) ergab eine geringe Verbesserung von 180 auf 160 ms Die Ejektionsfraktion (EF) zeigte einen geringen, nicht-signifikanten Anstieg von 50 auf 52% nach Diltiazemtherapie. Herzfrequenz und Blutdruck nahmen geringgradig ab.

Der günstige Effekt von Kalziumantagonisten auf die diastolische Funktion ist offenbar auf eine verbesserte linksventrikuläre Relaxation wie bei Kardiomyopathie zurückzuführen [94, 193].

Dadurch werden die Füllungsraten verbessert und eine Zunahme der frühdiastolischen Ventrikelfüllung erreicht [101, 125]. Neben dieser Verbesserung der diastolischen Ventrikelfüllung führt Diltiazem wie auch andere Kalziumantagonisten durch eine periphere Vasodilatation zu einer Senkung der Vor- und Nachlast sowie zu einer Verminderung des linksventrikulären Füllungsdruckes [101].

Low und Mitarbeiter [137] fanden bei Patienten mit koronarer Herzkrankheit unter Diltiazem eine Reduzierung der Herzarbeit durch verminderten myokardialen Sauerstoffverbrauch, während die linksventrikuläre Pumpfunktion zunahm. Die therapeutische Anwendung von 240 mg Diltiazem pro Tag ergab einen signifikanten Anstieg der Mittelwerte der Ejektionsfraktion in Ruhe. Dabei zeigte die Ejektionsfraktion vor allem bei den Patienten einen deutlichen Anstieg, bei denen die Ejektionsfraktion in Ruhe vor der Behandlung erniedrigt war. Hossack et al. [108] fanden, daß Diltiazem einen signifikanten und länger anhaltenden Blutdruckabfall sowohl in Ruhe als auch unter Belastung hervorrief, ohne einen kompensatorischen Anstieg der Herzfrequenz zu verursachen. Darüber hinaus fand sich eine sekundäre Verminderung des systemischen Gefäßwiderstandes. Die Herzfrequenz war deutlich bei submaximaler Belastung erniedrigt. Daraus ergab sich auch eine signifikante Verminderung des Doppelproduktes aus Herzfrequenz und Blutdruck bei submaximaler Belastung. Unsere Untersuchungen zeigen deutlich, daß durch Diltiazem eine günstige Wirkung auf die diastolische Mechanik des linken Ventrikels zu erzielen ist.

Als Ursache für diese Verbesserung der Variablen der isovolumetrischen Relaxation und der frühen Füllungsphase, kommen direkte Einflüsse auf die intrinsischen Faktoren selbst, aber auch indirekte Effekte als Folge eines erhöhten Koronarflows oder verbesserter Lastbedingungen in Betracht [32]. Tierexperimentell konnte an anästhesierten Hunden gezeigt werden, daß Verapamil dosisabhängig zu einer Abnahme der Kontraktilität und zu einer Zunahme der Relaxationsgeschwindigkeit führt [78].

Diskutiert wird auch ein direkter metabolischer Effekt am Myokard, der zu einer Ökonomisierung der Arbeit der Herzmuskelzelle führt [205].

6.2.2 Systolische Funktion in Ruhe und unter Belastung

Die zum ersten Mal von Borer et al. [30] als charakteristisch für die KHK beschriebene Abnahme der Auswurffraktion (EF) während Belastung hat viel zur nicht-invasiven Diagnostik und zum Verständnis der Funktion des ischämischen linken Ventrikels beigetragen. Ausgehend von der Vorstellung, daß ein Mißverständnis zwischen O_2-Angebot und O_2-Bedarf zu einer Beeinträchtigung der Myokardfunktion führt, noch bevor andere Ischämiezeichen, wie EKG-Veränderungen oder Angina pectoris-Schmerzen auftreten, stellt die Belastungsejektionsfraktion potentiell eine empfindliche Methode zur Erfassung der Myokardischämie dar. Wie unsere Untersuchungen bei 27 Patienten mit koronarer Herzkrankheit, zum größten Teil nach Myokardinfarkt ergeben haben, erwies sich das EF-Verhalten während Belastung als empfindlicher Indikator für eine ischämiebedingte Funktionsstörung, wobei bei 24 der 27 Patienten die für das normale Herz typische EF-Zunahme ausblieb. Im Durchschnitt nahm die EF von 45% in Ruhe auf 43% unter Belastung ab. Nur 3 Patienten mit KHK zeigten bei Belastung eine geringe EF-Zunahme. Den stärksten EF-Abfall während Belastung wiesen Patienten mit einer Hauptstammstenose der linken Kranzarterie oder Patienten mit einer schweren Dreigefäßerkrankung auf. Im Gegensatz dazu zeigten alle Koronargesunden einen signifikanten Anstieg der EF in Ruhe von 71 auf 82% unter Belastung ($p < 0.01$).

Borer et al. [30] berichteten über 11 Patienten mit angiographisch dokumentierter KHK und normaler linksventrikulärer Ruhefunktion, bei denen während Belastung in 10 Fällen eine EF-Reduktion nachweisbar war (um 7—47% des Ausgangswertes), während beim gesunden Kontrollkollektiv die EF um 7—30% des Ausgangswertes zunahm. In einer späteren Arbeit an einem größeren Patientenkollektiv [31] wurde eine EF-Abnahme von durchschnittlich 48 auf 36% mitgeteilt, wobei bei 42 der 47 untersuchten Koronarpatienten eine Abnahme auftrat, auch bei Patienten ohne Angina pectoris. Berger et al. [12] berichteten über ein abnormes EF-Verhalten während Belastung bei 44 von 60 Koronarpatienten.

Diejenigen 30 dieser Patienten mit Ischämiezeichen (ST-Streckensenkung) zeigten alle ein abnormes EF-Verhalten mit Abfall dieser Größe oder keiner Änderung unter Belastung. Die anderen Koronarpatienten ohne elektrokardiographische Ischämiezeichen verhielten sich unterschiedlich, mit teils pathologischem, teils normalem EF-Verhalten bei Belastung. Sauer et al. [199, 200] beschrieben ebenfalls einen signifikanten EF-Abfall während Belastung von 64 auf 44% bei 61 Patienten mit KHK, wobei die Abnahme vor allem bei Patienten mit Angina pectoris deutlich war. Auch in dieser Untersuchung kam es beim gesunden Vergleichskollektiv zu einem deutlichen EF-Anstieg unter Belastung. Zu ähnlichen Ergebnissen kamen Caldwell et al. [44].

Auch wir konnten an einem größeren Krankengut bei 191 Patienten mit koronarer Herzkrankheit in einem hohen Prozentsatz eine Einschränkung der Belastungsejektionsfraktion feststellen, wobei die Ejektionsfraktion unter Belastung bei 162 von 191 Koronarkranken (84,5%) eingeschränkt war, während dies in Ruhe lediglich bei 114 von 191 Patienten (59,6%) der Fall war. Bei den Patienten mit koronarer Herzkrankheit ohne durchgemachten Myokardinfarkt fand sich ein signifikanter Abfall der EF von 57,3% in Ruhe auf 50,5% unter Belastung, nach Vorderwandinfarkt von 50,7 auf 43,4% und nach Hinterwandinfarkt von 59,3% in Ruhe auf 52,8% unter Belastung (alle $p < 0.001$). Patienten mit normaler oder nur wenig beeinträchtigter Ruhefunktion zeigten die deutlichsten EF-Abnahmen unter Belastung, während bei Patienten mit stark reduzierter Ruhe-EF meist nur geringe Änderungen bei Belastung auftraten. Ähnliche Ergebnisse sind auch von Port et al. [178] bekannt. Diese Ergebnisse stimmen auch weitgehend mit denen überein, die auf invasivem Weg (Kontrastmittelventrikulographie) bei Koronarpatienten in Ruhe und während Belastung gewonnen wurden [41, 190, 210, 211].

Von den globalen Parametern der systolischen Funktion dürfte somit das Verhalten der EF unter Belastung die sensibelste Größe zur Erkennung einer ischämischen Funktionsstörung darstellen. So zeigten in den eigenen Untersuchungen 84,5% aller Patienten mit nachgewiesener KHK ein pathologisches EF-Verhalten. Jengo et al.

[111], die ebenfalls die Bedeutung der Bestimmung der Belastungsejektionsfraktion mit der Radionuklidventrikulographie für die nichtinvasive KHK-Diagnostik untersuchten, errechneten eine Sensitivität der Methode von 98% und eine Spezifität von 100%, wobei neben der EF auch Parameter der regionalen Wandbewegung berücksichtigt wurden. Ähnliche Ergebnisse wurden auch von anderen Autoren berichtet [164], wobei diese Autoren bei 88% der Patienten — gemessen mit der Radionuklidventrikulographie — einen Abfall der Ejektionsfraktion unter Belastung nachweisen konnten. Die Sensitivität dieser Größe zur Erkennung einer Myokardsischämie entspricht damit etwa der in der Literatur mitgeteilten Höhe [11, 44, 76, 198, 223].

Das Ausmaß der ischämiebedingten Funktionsverschlechterung bei Belastung hängt auch von der Masse des noch vitalen, potentiell ischämischen Restmyokards ab. Mit zunehmender Größe des Narbenbezirks bzw. fibrotisch veränderten Myokard nimmt nicht nur der Anteil an normal kontraktilem Muskelgewebe ab, sondern auch der Anteil an ischämieanfälligem Myokard. Bei diesen Patienten mit hochgradiger Vorschädigung der Ventrikel kann daher die belastungsinduzierte Ischämie nur zu einem begrenzten weiteren EF-Abfall führen. Insgesamt stellt der Vergleich der während körperlicher Belastung bestimmten EF mit dem Ruhewert einen recht sensiblen Parameter für eine ischämiebedingte Funktionsstörung dar. Einschränkend muß jedoch berücksichtigt werden, daß auch die EF einen globalen Parameter darstellt, der bei einer regionalen Störung durch Kompensationsmechanismen im Normbereich gehalten werden kann [165].

Um die Genauigkeit der mittels Nuclear Stethoscope untersuchten Ejektionsfraktion zu ermitteln, wurde bei 34 Patienten die Ejektionsfraktion innerhalb von 48 Stunden auch mit der Kontrastmittelventrikulographie an der kardiologischen Abteilung der Medizinischen Universitätsklinik Graz (Prof. Dr. W. Klein) untersucht. Bei diesem Vergleich der durch das Nuclear Stethoscope ermittelten EF und der bei der invasiven Kontrastmittelventrikulographie bestimmten Ejektionsfraktion fand sich eine gute Korrelation mit einem Korrelationskoeffizienten von $r = 0.89$. Daraus kann man schließen, daß sich diese relativ neue Untersuchungsmethode gut zur Bestimmung der globalen linksventrikulären systolischen Funktion eignet. Unsere Ergebnisse stehen auch gut im Einklang mit den bisher mitgeteilten Resultaten anderer Autoren [13, 129, 200].

6.2.3 Systolische und diastolische Funktion

Da neben der systolischen Funktion die diastolische Funktion des linken Ventrikels eine wesentliche Rolle als Determinante der Myokardfunktion spielt und diese durch verschiedene Faktoren, wie ventrikuläre Interaktion, Viskosität, Relaxation, Ventrikelgeometrie, diastolischen Sog und vieles andere mehr, sowohl Vorlast als auch Nachlast des linken Ventrikels beeinflußt [101], ist es verständlich, daß diese Mechanismen auch die systolische Ventrikelfunktion beeinflussen. Der funktionelle Zustand des linksventrikulären Myokards kann an Hand der systolischen Ventrikelfunktion beurteilt werden und der strukturelle Zustand an Hand der diastolischen Ventrikelfunktion.

Während die Ejektionsfraktion in Ruhe und unter Belastung ein anerkannter Parameter der linksventrikulären systolischen Funktion ist, sind die nicht-invasiv bestimmte Peak Filling Rate und Time to Peak Filling Rate als Parameter der linksventrikulären diastolischen Funktion im allgemeinen weniger bekannt. Es war deshalb von Interesse, bei einem größeren Krankengut an Koronarkranken die Ejektionsfraktion mit den vorhin genannten Variablen der diastolischen Funktion vergleichend gegenüberzustellen.

Diese Untersuchungen waren insofern interessant, als sich für die Ruheejektionsfraktion eine Sensitivität von 59,6% für die Erfassung einer koronaren Herzkrankheit und für die Belastungsejektionsfraktion von 84,5% ergeben hat, während die Sensitivität für die diastolische Funktion (Peak Filling Rate und/oder Time to Peak Filling Rate) 87% bei Vorderwandinfarktpatienten und 81% bei Hinterwandinfarktpatienten betrug. Mit Hilfe der maximalen

Füllungsrate (PFR) und der Zeit bis dahin (TPFR) konnten somit Koronarkranke bereits in Ruhe mit einer ähnlich hohen Sensitivität erfaßt werden, wie bei Bestimmung der Belastungs-EF.

Die Koronarperfusion spielt eine wesentliche Rolle als Determinante der diastolischen Myokardfunktion, da einerseits die Myokardeigenschaften direkt durch den Blutgehalt des Myokards via den sogenannten „Turgor" des Herzmuskels und andererseits die Myokardeigenschaften durch die ischämischen Veränderungen der Herzmuskelzellen beeinflußt werden. Der Blutgehalt als Determinante der diastolischen Myokardfunktion spielt allerdings eine untergeordnete Rolle, hingegen spielen die ischämischen Veränderungen der Herzmuskelzellen eine wichtige Rolle für die beobachteten Veränderungen der diastolischen Myokardfunktion [101]. Die linksventrikuläre Füllungsrate (PFR) wird in verschiedenen angiographischen und echokardiographischen Untersuchungen als ein Index der linksventrikulären Compliance angesehen. Hammermeister und Warbasse [93] fanden verminderte Füllungsraten bei Patienten mit koronarer Herzkrankheit im Vergleich zu Koronargesunden [184].

Bei unseren Untersuchungen war bei den Patienten mit koronarer Herzkrankheit eine signifikante Verminderung der PFR und eine Verlängerung der TPFR feststellbar; auch war die diastolische Funktion bei diesen Patienten bereits abnorm, bei denen eine normale systolische Funktion in Ruhe vorlag. Der Grund der abnormen linksventrikulären diastolischen Füllung in Abwesenheit einer eingeschränkten Ejektionsfraktion oder einer akuten Ischämie ist unbekannt.

Vorausgegangene ischämische Perioden könnten irreversible Veränderungen der linksventrikulären Relaxation und Füllung verursachen, ohne die systolische Funktion zu beeinflussen. Auch könnten stumme Ischämien zu irreversiblen Veränderungen des diastolischen Füllverhaltens führen. Möglicherweise bleiben auch Störungen der diastolischen Relaxation und Füllung nach ischämischen Perioden länger bestehen als Störungen der Kontraktion [28]. Bei Patienten mit fortgeschrittener koronarer Herzkrankheit, kann es in Folge eines kumulativen Effektes wiederholter kurz andauernder Ischämien zu kleinen Nekrosen und in der Folge zu einer diffusen Bindegewebszunahme kommen [168]. Ein Einfluß solcher struktureller Veränderungen auf die diastolische Ventrikelfunktion bei Koronarkranken ist sehr wahrscheinlich.

Tierexperimentell konnten noch mehrere Tage nach kurz andauernder Ischämie schließlich reversible Störungen der diastolischen Compliance nachgewiesen werden [33]. Andere Autoren [55] fanden nach einer ischämischen Periode von 15 Minuten ein Absinken der ATP-Konzentration im betroffenen Areal um 50%, wobei eine Rückkehr zur Norm erst nach einer Woche feststellbar war. Die Normalisierung der ATP-Konzentration und Wiederherstellung der systolischen und diastolischen Funktion gingen in diesem Versuch parallel. Aber auch nach sehr kurzen, wenigen Minuten andauernden ischämischen Perioden, waren tierexperimentell und auch am Menschen Bewegungsstörungen nachweisbar, die sich erst allmählich innerhalb von einigen Tagen zurückbildeten [170, 172].

Die langsame Wiederherstellung der Relaxation nach ischämischen Perioden könnte auch erklären, daß mit Hilfe der Variablen der diastolischen Ventrikelfunktion pathologische Belastungsreaktionen im Elektrokardiogramm vorausgesagt werden können [32]. Ähnliche Mechanismen liegen der Vorhersagbarkeit eines abnormen Verhaltens der Ejektionsfraktion unter Belastung durch Bestimmung der maximalen Füllungsrate (PFR) in Ruhe zugrunde [98]. Es liegt nahe, daß bei Patienten, bei denen unter Belastung eine Koronarinsuffizienz auftritt, auch vor der Untersuchung klinisch apparente oder nicht faßbare Ischämien aufgetreten sind. Bei den in Ruhe nachweisbaren Veränderungen könnte es sich dann um Folgen dieser ischämischen Perioden handeln. Schließlich kommen als Ursachen für die bereits in Ruhe nachweisbare Beeinträchtigung der diastolischen Ventrikelfunktion noch chronische, subklinische Ischämien in Frage, die zu einer allmählichen Erschöpfung der energiereichen Phosphate und damit zu einer Erhöhung der diastolischen Kalziumionenkonzentration an den kontraktilen Proteinen mit konsekutiver Relaxationsstörung führen [32].

6.2.3.1 Linksventrikuläre systolische und diastolische Funktion vor und nach aortokoronarer Bypass-Operation

Von ganz besonderem Wert ist der nuklearmedizinische Nachweis der Ejektionsfraktion und der diastolischen Funktion vor und nach aortokoronarer Bypass-Operation. Da ein Koronarverschluß zu einer Veränderung der myokardialen Kontraktion führt, müssen Kontraktionsanomalien durch ischämisches, narbiges oder fibrotisches Herzmuskelgewebe verursacht werden. Eine Reihe experimenteller Studien konnte zeigen, daß Kontraktionsabnormitäten innerhalb von 10 Schlägen nach einer Ligatur der Koronararterie auftreten [74, 222, 235]. Die Kontraktionsabnormitäten der linksventrikulären Wand sind durch eine verminderte Amplitude der Zeit-Aktivitäts-Kurven gekennzeichnet. Da jedoch nicht nur die systolische Ventrikelfunktion gegenüber Perfusionsstörungen empfindlich ist, sondern im Gegenteil dazu die diastolische Ventrikelfunktion gegenüber Perfusionsstörungen sogar empfindlicher zu sein scheint [32], untersuchen wir bei 27 Patienten mit koronarer Herzkrankheit neben der Ejektionsfraktion auch die diastolische Funktion mittels der Parameter Peak Filling Rate und Time to Peak Filling Rate vor und nach aortokoronarer Bypass-Operation.

Wie bereits erwähnt, ist es auf Grund tierexperimenteller Untersuchungen und Beobachtungen am Menschen denkbar, daß die diastolischen Funktionsstörungen nach einer Ischämie länger persistieren, als die systolischen. Bisher liegen zahlreiche nuklearmedizinische Untersuchungen vor, die meist an Hand der EF postoperative Veränderungen der linksventrikulären Funktion ergeben haben [6, 54, 61, 155, 176, 185, 233]. Diese Studien zeigten unmittelbar nach der Bypass-Operation eine Verminderung der Ejektionsfraktion mit Rückgang zu präoperativen EF-Werten innerhalb von 24 Stunden bis 7 Tagen [54, 155, 176, 185].

Andere Autoren konnten einen signifikanten Anstieg der Belastungs-EF nachweisen, während die Ruhe-EF unverändert blieb [68, 118]. Ähnliche Resultate erbrachten auch unsere Untersuchungen, in denen wir einen signifikanten Anstieg der Belastungs-EF von 45 auf 62% nach erfolgreicher Bypass-Operation nachweisen konnten ($p < 0.0001$), während die Ruhe-EF nahezu unverändert blieb (49 vs. 51%). Darüber hinaus waren unsere Untersuchungen insofern interessant, als wir eine signifikante Verbesserung der linksventrikulären diastolischen Funktion nachweisen konnten, wobei die PFR von 2,36 EDV/s auf 2,89 EDV/s anstieg ($p < 0.025$) und die TPFR von 197 ms auf 140 ms abfiel ($p < 0.005$). Diese Ergebnisse zeigen, daß eine Bypass-Operation die linksventrikuläre systolische Funktion unter Belastung und bereits die diastolische Ruhe-Funktion deutlich verbessern kann. Sie erlauben auch den Rückschluß, daß ischämisch bedingte Veränderungen der diastolischen Ventrikelfunktion nach erfolgreicher Revaskularisation reversibel sind. Interessant in diesem Zusammenhang sind auch invasive Untersuchungen bei Koronarkranken [5] vor und nach Revaskularisierung des Myokards. Sie zeigen, daß Störungen der Relaxation funktioneller Art sind und nach Verbesserung des Koronarflusses völlig aufgehoben sein können. So stieg zum Beispiel unter Ischämie, beim Angina-pectoris-Anfall durch Belastung der enddiastolische Druck von 18 auf 47 mm an, das positive dP/dt nahm noch leicht zu, während die Relaxationsgeschwindigkeit nicht nur eingeschränkt war, sondern deutlich abgenommen hatte. Nach einer Bypass-Operation hatte sich, unter vergleichbaren Belastungsbedingungen wie vor der Operation, die Kontraktions- und die Relaxionsgeschwindigkeit völlig normalisiert.

Nach diesen Befunden scheint somit bei Patienten mit einer koronaren Herzkrankheit unter Ischämie durch Belastung die Relaxation stärker beeinträchtigt zu werden als die Kontraktion. Analoge Verbesserungen der linksventrikulären systolischen Funktion unter Belastung sind aus Untersuchungen von Krayenbühl et al. [126] bekannt, wobei nach Bypass-Operation unter Belastung keine linksventrikulären de-novo-Asynergien zu beobachten waren. Bei 10 Patienten, welche alle präoperativ de-novo-Asynergien aufgewiesen hatten, war 3—9 Monate nach chirurgischer Revaskularisation (24/25 Bypässe durchgängig) unter gleicher dynamischer Belastungsintensität in keinem Fall mehr eine Asynergie vorhanden. Während präoperativ unter Belastung die linksventrikuläre Auswurffraktion von 58 auf 47% ($p < 0.05$) abgefallen war, stieg sie postoperativ von 62 auf 65% ($p < 0.05$) an. Das endsystolische Volumen war präoperativ unter Belastung von 44 auf 61 mm/mm^2 ($p < 0.05$) angestiegen, postoperativ zeigte es einen geringen aber signifikanten ($p < 0.05$) Abfall von 38 auf 36 mm/mm^2. Ein ähnliches Verhalten der Auswurffraktion konnte unter Belastung nach erfolgreicher aortokoronarer Bypass-Operation auch mittels Äquilibrium-Radionuklidangiographie nachgewiesen werden [118].

In unserer Untersuchung konnte keine wesentliche postoperative Verbesserung der globalen Ruhe-Ejektionsfraktion festgestellt werden. Damit im Einklang stehen auch andere Untersuchungen, die keine wesentliche Verbesserung der postoperativen Ejektionsfraktion in Ruhe ergeben haben [49, 54, 83, 176, 185]. Im Gegensatz dazu sind postoperative Verbesserungen von regionalen Wandmotilitätsstörungen im linksventrikulären Ruhe-Angiogramm, einhergehend mit einer Erhöhung der Auswurffraktion, beschrieben worden, sind aber selten [23, 123, 202, 239]. Während früher die Auffassung vorgeherrscht hatte, es handle sich in diesen Fällen präoperativ um einen aktuellen ischämischen Zustand [150, 239], allerdings ohne entsprechende elektrokardiographische und metabolische Veränderungen, wird heute angenommen, daß es sich bei der präoperativen Asynergie in Ruhe, um eine längere Zeit andauernde aber reversible Funktionsstörung („stunned myocardium") nach schwerer Ischämie handelt. Es ist denn auch nicht verwunderlich, daß postoperative Verbesserungen der regionalen Wandmotilität in Ruhe/Angiogramm besonders häufig bei Patienten zu beobachten sind, bei welchen das präoperative, linksventrikuläre Angiogramm nach durchgemachter, instabiler Angina pectoris mit Episoden von Ruhe-Angor durchgeführt worden war [123]. Aber auch in Wandabschnitten, welche teilweise infarziert sind, kann im postoperativen Ventrikulogramm eine Verminderung oder sogar eine Normalisierung einer präoperativ vorhandenen Hypo- oder Akinesie erfolgen [202, 239]. In diesen Fällen scheinen das Ausmaß der präoperativen Fibrose und der kompensatorischen Hypertrophie der erhaltenen Muskelfasern nach Retablierung des koronaren Zuflusses die Determinanten zu sein, ob und wie ausgeprägt eine postoperative Verbesserung der regionalen Wandmotilität in Ruhe realisiert werden kann [126]. Auf Grund unserer Untersuchungen kann somit im Einklang mit anderen Autoren festgestellt werden, daß durch die Revaskularisierung neben der systolischen Belastungsdynamik auch die diastolische Ruhemechanik des linken Ventrikels entscheidend verbessert werden kann.

6.2.3.2 Systolische und diastolische Linksventrikelfunktion vor und nach Rehabilitation

Nach anfänglicher jahrzehntelanger Meinung, daß Sport und Training im Hinblick auf die koronare Herzkrankheit bedeutungslos sei [102], kann heute die Effektivität eines körperlichen Trainings nicht mehr ignoriert werden [102, 106]. Auch wenn es bisher offen bleiben muß, ob dem Sport ein direkter präventiver Effekt gegenüber dem Herzinfarkt zukommt, so ist anzunehmen, daß die verstärkte Leistungsbreite des Kreislaufs, insbesondere als Folge eines Ausdauertrainings, die Reserven erhöht und dementsprechend eine eingetretene Erkrankung besser überstehen läßt [192]. Die sogenannte HIP (Heart insurance plan)-Studie ergab, daß der körperlich Aktive unter den Versicherten zwar auch Herzinfarkte durchmacht, daß aber die Rate an plötzlichen Todesfällen und an Myokardinfarkten mit tödlichem Ausgang im Vergleich zu körperlich Inaktiven signifikant reduziert war [208].

Um einen optimalen Trainingseffekt zu erreichen, sollte das Training nach dem Ausdauerbelastungsprinzip durchgeführt werden, wobei $^1/_6$ bis $^1/_7$ der gesamten Muskulatur mit mindestens 50% der maximalen Belastungsfähigkeit ununterbrochen in einem dynamischen Bewegungsprogramm über mindestens 10 Minuten bewegt werden müssen [104]. Dadurch können Anpassungsvorgänge im Herzkreislauf-System im Muskel-Stoffwechsel sowie in der hormonalen Regulation bewirkt, und damit die allgemeine Leistungsfähigkeit des Patienten angehoben werden [2]. Bei Vorliegen einer Koronarinsuffizienz kann das drohende Mißverhältnis von O_2-Bedarf und O_2-Angebot bei körperlicher Arbeit auf eine höhere Belastungsstufe verschoben werden.

Da bisher keine Untersuchungen über das Verhalten der nichtinvasiv bestimmten Variablen der diastolischen Funktion (Peak Filling Rate und Time to Peak Filling Rate) bei Koronarkranken vor und nach Rehabilitation vorliegen, war es von Interesse, die diastolische Funktion vor und nach 4wöchigem Training bzw. vor und nach 4wöchiger Übungstherapie während einer kardiologischen Rehabilitation, zu untersuchen.

Die Ergebnisse sind insofern interessant, als sie zeigen, daß nach dem körperlichen Training eine signifikante Verbesserung der Peak Filling Rate von 2,37 EDV/s auf 2,91 EDV/s feststellbar war ($p < 0.001$). Eine ähnliche, aber nicht signifikante Verbesserung der diastolischen Funktion konnte auch an Hand der TPFR beobachtet werden, wobei diese von 190 ms vor dem Training auf 166,7 ms nach dem Training abfiel. Im Gegensatz dazu zeigte die Ejektionsfraktion in Ruhe vor und nach dem Trainingsprogramm kaum nennenswerte Veränderungen, während die Ejektionsfraktion unter Belastung von 49,2 auf 57,3% signifikant anstieg ($p < 0.005$). Entsprechend der signifikanten Verbesserung der diastolischen Funktion in Ruhe und der systolischen Funktion unter Belastung, wiesen auch die Patienten in der Trainingsgruppe eine signifikante Verbesserung der Arbeitstoleranz auf. Die Mehrzahl der kontrolliert trainierten Patienten erreichte durch das Training auch eine höhere Belastbarkeit bei verminderter Frequenz pektanginöser Anfälle und eine bessere psychische Anpassung an die Erkrankung. Dies beruht offenbar nicht auf einer Bildung zusätzlicher Kollateralen durch das Training [104], sondern auf einer ökonomisierten Arbeit der peripheren Muskulatur.

Da mit der Peak Filling Rate neben der raschen diastolischen Füllung auch die Relaxation miterfaßt wird und aus Mitteilungen von Hollmann [104] bekannt ist, daß eine trainingsbedingte Verbesserung der Relaxation auf einen zentralen Trainingseffekt hinweist, sind wir der Ansicht, daß diese bei unseren Koronarkranken nachweisbare signifikante Verbesserung der PFR auf einen kardialen Trainingseffekt hinweisen könnte.

Welche Bedeutung dem Ausdauertraining zukommt, zeigt eine prospektive Studie von Morris et al. [158] besonders eindrucksvoll.

Es wurden fast 18 000 Büroangestellte über ca. 9 Jahre verfolgt und ein deutlicher Unterschied der Inzidenz hinsichtlich der Zunahme der koronaren Herzkrankheit (KHK) mit und ohne körperlichen Training in Abhängigkeit vom Lebensalter beobachtet. Dabei ist besonders zu vermerken, daß diese positiven Ergebnisse auch für Übergewichtige, Hypertoniker und Raucher zutrafen, sofern sie intensives Ausdauertraining betrieben hatten.

Auch die Ergebnisse der Studie von Kallio et al. [114] bei Herzinfarktpatienten zeigen, daß unter kontrolliertem körperlichem Training die Gesamtletalität mit 22% innerhalb von 3 Jahren signifikant geringer war als mit 30% in der Kontrollgruppe.

Eine geringe Verbesserung der diastolischen Funktion, gemessen an Hand der PFR und TPFR war auch bei den Patienten feststellbar, welche nur an einer Übungstherapie teilgenommen hatten. Dies läßt im Einklang mit Untersuchungen von Lee und Mitarbeiter [130] darauf schließen, daß auch Patienten mit einer Störung der Ventrikelfunktion erfolgreich in ein Übungsprogramm einbezogen werden können. Zu warnen ist allerdings vor körperlich zu stark belastendem Training bei Patienten nach Herzinfarkt, die sich dabei zwar subjektiv wohlfühlen, objektiv jedoch eine Zunahme der pathologischen Herzdilatation mit myokardialer Gefügedilatation und elektrokardiographisch eine Progredienz der Ischämiezeichen erkennen lassen.

Neben der Erhaltung der Arbeitsfähigkeit und der Wiedereingliederung in den allgemeinen Lebensprozeß, gewinnt die Rehabilitation in letzter Zeit auch bei älteren Patienten nach Herzinfarkt immer mehr an Bedeutung. Es wurde daher der Frage nachgegangen, ob auch über 70jährige Herzinfarktpatienten von einem Ausdauertraining profitieren können. Die Ergebnisse waren insofern interessant, als bei allen über 70jährigen Koronarkranken, die einem Ausdauerbelastungstraining zugeführt wurden, eine signifikante Zunahme der maximalen Wattleistung von 85,7 Watt auf 101,8 Watt aufwiesen ($p < 0.02$). Ebenfalls signifikant konnte die submaximale Herzfrequenz von 93,7 auf 79,4 Schläge/min vermindert werden ($p < 0.05$).

Diese positiven Auswirkungen eines Ausdauerbelastungstrainings sind auch von älteren koronargesunden Personen bekannt. Nach neueren Untersuchungen bestehen offensichtlich keine klassischen Altersveränderungen des Herzens im Vergleich zu jüngeren Patienten [10]. Dafür sprechen auch Untersuchungen von Hollmann et al. [105], in denen an der Herzmuskelzelle im mikroskopischen Bereich keine altersbedingten Veränderungen festgestellt werden konnten. Haber et al. [87] fanden, daß ein systemisches Ausdauertraining auch bei alten Menschen ohne koronare Herzkrankheit eine Verbesserung der Ausdauerleistung bewirkt. Allerdings sollte bei alten Menschen berücksichtigt werden, daß die Resultate des körperlichen Trainings nur in kleinen Schritten erreicht werden können, und daß deshalb die Trainings- bzw. Übungsprogramme bei diesen Patienten entsprechend aufgebaut werden müssen.

Es sei in diesem Zusammenhang auch auf die bereits erwähnten Untersuchungen bei älteren Herzinfarktspatienten hingewiesen, die ergaben, daß beim Vergleich der linksventrikulären systolischen und diastolischen Funktion zwischen 50- und 70jährigen Postinfarktpatienten kein signifikanter Unterschied besteht. Diese Tatsache erlaubt die Schlußfolgerung, daß der 70jährige Herzinfarktpatient im chronischen Stadium offenbar ebenso trainiert werden kann wie ein 50jähriger Patient nach Myokardinfarkt. Unsere Ergebnisse weisen also darauf hin, daß auch ein über 70jähriger Koronarkranker von einem Ausdauerbelastungstraining profitieren kann und daß die konsequente Fortsetzung der Bewegungstherapie bei entsprechender Funktionsdiagnostik auch bei älteren Patienten nach Myokardinfarkt sinnvoll und empfehlenswert erscheint.

6.2.4 Zur Beurteilung der Arbeitsfähigkeit nach aortokoronarer Bypass-Operation

Die Beurteilung und Bewertung bypassoperierter Patienten bezüglich Belastbarkeit und Berufsfähigkeit können prinzipiell durch die gleichen klinischen Kriterien erfolgen, die für Patienten mit koronarer Herzkrankheit allgemein angegeben werden, d. h., daß sich die operierten Patienten hierin nicht von anderen, nichtoperierten mit koronarer Herzkrankheit unterscheiden [231].

In der Regel kann davon ausgegangen werden, daß Patienten mit einer beschwerdefreien und ohne pathologische Meßwerte einhergehenden ergometrischen Belastbarkeit von 75 Watt und mehr im wesentlichen nicht limitiert sind und beruflich allen Schreibtisch- und Bürotätigkeiten sowie zahlreichen manuellen Tätigkeiten nachgehen können.

Während für die Arbeitswiederaufnahme nach Bypass-Operationen vor allem bei Angestellten günstige Resultate vorliegen, ist dies bei Arbeitern nicht immer der Fall (Tabelle 17). So lag die

Tabelle 17. Wiederaufnahme der Erwerbstätigkeit aus R. Buchwalsky [39]

	Arbeiter	Angestellte	Selbständige
Nach Herzinfarkt	50%	75%	75%
Nach Bypass-Operation	25%	60%	70%
Nach Klappenersatz	30%	50%	30%

Arbeitswiederaufnahme nach Bypass-Operation bei Angestellten nach Beobachtung von Buchwalsky [39] bei 50%, nach Cannom et al. [47] und Rimm et al. [188] bei 63 bzw. 83% und im Gegensatz dazu bei Arbeitern lediglich bei 25%. Ähnlich ungünstige Ergebnisse erhielt man allgemein bei Patienten, die vor der Bypass-Operation nicht mehr arbeiteten. So waren es laut English et al. [62] nur 18% und nach Barnes et al. [8] lediglich 10%, die ihre Arbeit nach Bypass-Operation wieder aufgenommen haben. Interessant sind in diesem Zusammenhang Untersuchungen von Schnellbacher et al. [203], in denen gezeigt werden konnte, daß durch eine systematische beruflich-rehabilitative Betreuung ein deutlich höherer Prozentsatz von Patienten wieder relativ problemlos an ihren bisherigen Arbeitsplatz eingegliedert werden kann, wobei die Arbeitswiederaufnahme in der Regel in der 8.—12. postoperativen Woche erfolgt. Von 778 zwischen 1973 und 1978 operierten Patienten mit aortokoronarer Bypass-Operation konnten 56,2% wieder arbeiten, 43,8% mußten berentet werden.

Bei genauer Analyse des Krankengutes konnte nachgewiesen werden, daß Patienten mit einer leichten körperlichen Arbeit häufiger in das Berufsleben eingegliedert werden können als Patienten mit einer körperlich belastenden Tätigkeit. So waren in dieser Untersuchung bei nicht körperlich arbeitenden Patienten postoperativ 76.7% wieder in einem Arbeitsverhältnis gegenüber 58.7% der manuell tätigen Patienten.

Tabelle 18 gibt die Arbeitsbelastung bei den verschiedenen Berufsgruppen wieder.

Es ist bekannt, daß die postoperative Leistungsfähigkeit am Fahrradergometer nach Bypass-Operation als guter Parameter zur Beurteilung der Arbeitsfähigkeit herangezogen wird, da diese nach erfolgreicher Bypass-Operation signifikant zunimmt. Untersuchungen von Steinrücken [216] haben gezeigt, daß bei manuell Arbeitenden eine zusätzliche Beeinflussung der Arbeitsfähigkeit durch den postoperativen Ventrikelzustand besteht. Deshalb scheint es vor allem bei Arbeitern sinnvoll, zur Beurteilung der Arbeitsfähigkeit nach Bypass-Operation auch eine Funktionsanalyse des linken Ventrikels durchzuführen.

Nach einer koronaren Bypass-Operation erholen sich die Patienten oftmals ungewöhnlich rasch. Bei unkomplizierten postoperativem Verlauf kann der Patient in der dritten Woche eine Ergometerbelastung durchführen, die in der fünften bis sechsten postoperativen Woche bis zu 100 Watt gesteigert wird. Unter Einschwemmkatheterkontrolle erfolgt dann in der 8. Woche eine körperliche Ausbelastung. Dieser Einschwemmkatheterbefund wird mit dem präoperativen verglichen, da man aus dem Grad der Pulmonalarteriendrucknormalisierung das Ausmaß der Revaskularisierung beurteilen kann [39]. Bei kompletter Revaskularisation findet man eine Normalisierung des Einschwemmkatheterbefundes, wenn präoperativ keine wesentlichen Myokardnarben vorlagen.

Tabelle 18. Arbeitsbelastung bei verschiedenen Berufsgruppen

Büroarbeit	50— 75 Watt
Mittelschwere körperliche Arbeit (Handwerker)	75—100 Watt
Schwere körperliche Arbeit (Arbeiter)	100—125 Watt
Schwerstarbeit (Tiefbau)	125—175 Watt

Neben der Einschwemmkatheter-Untersuchung kommt auch der Ejektionsfraktion unter Belastung eine besondere Bedeutung zur Beurteilung der Arbeitsfähigkeit zu. Interessant ist diese Bestimmung vor allem dann, wenn die präoperativen Werte der Ejektionsfraktion mit den postoperativen verglichen werden, da man dadurch den Erfolg einer Bypass-Operation gut beurteilen kann.

Tritt nach der Revaskularisierung eine Normalisierung der Ejektionsfraktion unter Belastung auf, so kann dem Patienten eine mittelschwere Arbeit zugemutet werden.

Entsprechend dieser deutlichen Verbesserung der Ejektionsfraktion weisen erfolgreich operierte Patienten keine pektanginösen Beschwerden unter Belastung mehr auf, und so fehlt auch der Anstieg des enddiastolischen Druckes.

Ähnliche Untersuchungen über die hämodynamische Wirksamkeit der Bypasschirurgie zeigen auch Vergleiche von prä- und postoperativen Belastungsangiogrammen. Bei Patienten, die vornehmlichst Stenosen im Ramus interventricularis und postoperativ offene Bypässe aufwiesen, zeigte sich eine dramatische Verbesserung der Ventrikelfunktion. Große akinetische und dyskinetische Areale kontrahieren sich nach geglückter Operation wieder annähernd normal [43].

Nach unkompliziertem Verlauf ist die Wiederaufnahme der beruflichen Tätigkeit des Patienten nach einer Bypass-Operation spätestens 14 Tage nach Abschluß der Rehabilitationsbehandlung möglich und wird auch von den Patienten im allgemeinen gewünscht. Somit ist der Patient spätestens drei Monate nach einer gelungenen Bypass-Operation wieder voll in seinem beruflichen Alltag integriert. Verfügt er über ein normales Leistungsvermögen, bestehen gegen die Wiederaufnahme von schwereren Berufen keine Bedenken; lediglich schwerste körperliche Tätigkeiten wird der Patient häufig aus Gründen der Sternotomienarbe nicht mehr durchführen können [39]. Voraussetzung für Schwerarbeit ist allerdings, daß durch die Operation eine Beschwerdefreiheit und Normalisierung des Einschwemmkatheterbefundes bzw. eine Normalisierung der Ejektionsfraktion unter Belastung erreicht wurde.

7 Zusammenfassung

Die systolische Funktion des linken Ventrikels, als deren Maß die Ejektionsfraktion (EF) gilt, ist bei Patienten mit koronarer Herzkrankheit von besonderem Interesse, da diese Koronarkranken häufig eine linksventrikuläre systolische Funktionsstörung entwickeln, die allerdings oft erst unter körperlicher Belastung nachgewiesen werden kann.

Neben der systolischen Funktion gewinnt auch die diastolische Funktion des linken Ventrikels eine immer größere Bedeutung, da diese eine wesentliche Rolle als Determinante der Myokardfunktion spielt.

Ziel der vorliegenden Arbeit ist es, die systolische und diastolische Ventrikelfunktion bei Patienten mit koronarer Herzkrankheit zu beschreiben, und dieses Verhalten vor, während und nach kardiologischer Rehabilitation zu untersuchen.

Im ersten Abschnitt werden die Physiologie der diastolischen Füllung und der systolischen Funktion des linken Ventrikels beschrieben. Der zweite Teil der Untersuchung befaßt sich mit methodischen Problemen, wobei die nicht-invasiv bestimmte Ejektionsfraktion (EF) mit der invasiv, mittels Kontrastmittelventrikulographie ermittelten EF verglichen wird. Auch wird untersucht, ob eine Korrelation zwischen den nicht-invasiv bestimmten Variablen der diastolischen Funktion (Peak Filling Rate [PFR] und Time to Peak Filling Rate [TPFR]) und den Rechtsherzkatheterdaten (Pulmonalkapillardruck) sowie den echokardiographischen Meßergebnissen (Relaxationszeit) besteht.

Die Untersuchungen zeigen, daß die mittels Nuclear Stethoscope gemessenen Parameter der systolischen Funktion (EF) eine enge

Korrelation mit der mittels Linksherzkatheter untersuchten Ejektionsfraktion ergaben ($r = 0.89$).

Beim Vergleich zwischen der nicht-invasiv ermittelten diastolischen Funktion (PFR und/oder TPFR) mit der mittels Rechtsherzkatheter bestimmten Funktion (Pulmonalkapillardruck) erwies sich die nuklearmedizinische Bestimmung der Ventrikelfunktion als sensitiver. Dabei konnte die diastolische linksventrikuläre Funktionsstörung nicht-invasiv bereits in Ruhe in einen höheren Prozentsatz (78,6%) nachgewiesen werden als bei der invasiven Untersuchung (60,7%) trotz Einbeziehung der Belastung. Eine gute Korrelation war auch beim Vergleich zwischen der echokardiographisch und nuklearmedizinisch bestimmten Relaxation mit einem $r = 0.81$ feststellbar.

In einem dritten Teil der Arbeit werden die diastolischen Parameter an Herzgesunden und an Koronarkranken bestimmt. Diese Untersuchungen zeigen, daß durch die maximale Füllungsrate (PFR) und der Zeit bis dahin (TPFR) Herzgesunde von Koronarkranken in einem relativ hohen Prozentsatz unterschieden werden können.

Darüber hinaus gelang es auch, Koronarkranke ohne durchgemachten Myokardinfarkt von Patienten mit Zustand nach Vorderwand- und Hinterwandinfarkt zu differenzieren.

Weiters wurde eine Relation zwischen linksventrikulärer diastolischer Funktion und ventrikulären Arrhythmien aufgestellt und ein signifikanter Zusammenhang zwischen den Parametern der linksventrikulären Füllung und den Lown-Klassen 0, III und IV und der PFR gefunden ($p < 0.01$ bzw. $p < 0.001$).

Schließlich wird auf die diastolische Funktion des älteren Patienten nach Herzinfarkt eingegangen. Außerdem wird der Einfluß eines Kalziumantagonisten (Diltiazem) auf die diastolische Funktion untersucht. Diltiazem führte zu einer signifikanten Verbesserung der diastolischen Funktion, ohne die systolische Ventrikelfunktion wesentlich zu beeinflussen. In einer weiteren Untersuchung wird die systolische Dynamik und die diastolische Funktion des linken Ventrikels nach Revaskularisation untersucht, wobei festgestellt werden konnte, daß durch die aortokoronare

Bypass-Operation eine signifikante Verbesserung der systolischen Funktion unter Belastung ($p < 0.0001$), sowie der diastolischen Funktion bereits in Ruhe möglich ist ($p < 0.005$).

In einem letzten Abschnitt wird auf die Bedeutung der Bewegungstherapie für die kardiologische Rehabilitation bei Patienten nach Herzinfarkt eingegangen und die systolische und diastolische Ventrikelfunktion bei Postinfarktpatienten vor und nach einem 4wöchigen Training untersucht. Die Ergebnisse zeigten, daß durch ein 4wöchiges Ausdauerbelastungstraining eine signifikante Verbesserung der Ejektionsfraktion unter Belastung ($p < 0.005$) feststellbar war, während sich in der Kontrollgruppe keine Verbesserung der Ejektionsfraktion nach einem 4wöchigen Rehabilitationsaufenthalt fand. Ebenfalls signifikant konnte durch das Training die diastolische Funktion (PFR) verbessert werden ($p < 0.001$).

Aus den Ergebnissen kann geschlossen werden, daß sich die Ejektionsfraktion und die diastolischen Parameter Peak Filling Rate und Time to Peak Filling Rate gut zur Funktionsbeurteilung des linken Ventrikels eignen, und daß durch medikamentöse Maßnahmen, chirurgische Revaskularisation sowie durch ein Ausdauerbelastungstraining eine Verbesserung der Ventrikelfunktion möglich ist.

Literatur

1. Adam WE, Tarkowska A, Bitter F, Stauch M, Geffers H (1979) Equilibrium (gated) radionuclide ventriculography. Cardiovasc Radiol 2: 161—173
2. Aigner A (1981) Die Bedeutung des Sportes in der Prävention und Rehabilitation der koronaren Herzkrankheit. Wien Med Wochenschr 131: 566
3. Alfonso S, Herrick JF, Youmans WB, Rowe GG, Crumpton CW (1962) Temperature variations in the venous system of dogs. Am J Physiol 203: 278
4. Ammende I, Simon R, Lichtlen PR (1982) Effects of intracoronary nifedipine on the left ventricular relaxation in man. In: Diastolic function of the heart. International symposium, Hamburg, 24.—25. 9. 1982
5. Ammende I, Simon R, Hood WP jr, Daniel W, Lichtlen PR (1984) Hämodynamik unter Ischämie: Diastolische Phase. In: Schaper W, Gottwilk MG, Lichtlen PR, Loogen F (Hrsg) Koronarsklerose, Koronare Herzkrankheit. Z Kardiol 73 [Suppl] 2: 127—134
6. Austin EH, Oldham HN, Sabiston DC, Jones RH (1983) Early assessment of rest and exercise left ventricular function following coronary artery surgery. Ann Thorac Surg 35: 159
7. Bacharach SL, Green MV, Borer JS, Hyden JE, Farkas SP, Johnston GS (1979) Left ventricular peak ejection rate, filling rate and ejection fraction—frame rate requirements at rest and exercise: Concise communication. J Nucl Med 20: 189
8. Barnes GK, Oberman A, Kouchoukos NT, et al. (1975) Changes in working status of patients undergoing saphenous vein bypass surgery (SVBS). Circulation 118 [Suppl] 2: 51—52
9. Barry WH, Brooker JZ, Alderman EL, Harrison DC (1974) Changes in diastolic stiffness and tone of the left ventricle during angina pectoris. Circulation 49: 255
10. Bender F (1985) Klinik des alternden Herzens. Z Kariol 74 [Suppl] 3: 7
11. Berger HJ, Matthay RA, Pytlik L, Gottschalk A, Zare BL (1979) First-pass radionuclid assessment of right and left ventricular perfor-

mance in patients with cardiac and pulmonary disease. Semin Nucl Med 9: 275

12. Berger HJ, Reduto LA, Johnstone DE, et al (1979) Global and regional left ventricular response to bicycle exercise in coronary artery disease. Assessment by quantitative radionuclide angiocardiography. Am J Med 66: 13
13. Berger HJ, Davies RA, Batsford WP, Hoffer PB, Gomchalk A, Zaret BL (1981) Beat to beat left ventricular performance assessed from the equilibrium cardiac blood pool using a computerized nuclear probe. Circulation 63: 131
14. Bethge KP, Bethge HC, Lichtlen P (1976) Häufigkeit von Kammer-Extrasystolen bei koronarer Herzkrankheit. Vergleich der Langzeit-EKG-Befunde mit der Koronarangiographie. Verh Dtsch Ges Kreisl-Forsch 42: 259
15. Bethge KP, Bethge HC, Graf A, van den Berg A, Lichtlen P (1977) Kammerarrhythmien bei chronisch koronarer Herzkrankheit. Analyse and Hand des Langzeit-Elektrokardiogrammes und der selektiven Koronarangiographie bzw. linksventrikulären Angiographie. Z Kardiol 66: 1
16. Bethge KP, Lichtlen PR (1979) Ventrikular arrhythmias in relation to the extent of coronary lesions and left ventricular function. In: MacFarlane PW (ed) Progress on electrocardiology. Pitman, London, pp 126—132
17. Bethge KP, Klein H, Lichtlen P (1979) Koronare Herzerkrankung, Rhythmusstörungen und plötzlicher Herztod. Internist Welt 4: 107
18. Bethge KP (1982) Langzeit-Elektrokardiographie bei Gesunden und bei Patienten mit koronarer Herzkrankheit. Springer, Berlin Heidelberg New York
19. Bethge KP, Lichtlen PR (1982) Ventricular arrhythmias und angiographic findings. In: Loogen F, Seipel L (eds) Detection of ischaemic myocardium with exercise. Springer, Berlin Heidelberg New York
20. Bing OHL, Keefe JF, Wolk MJ, Finkelstein LJ, Levine HJ (1971) Tension prolongation during recovery from myocardial hypoxia. J Clin Invest 50: 660
21. Bizon CT, Barash PG (1977) The value of monitorin pulmonary artery pressure in clinical practice. Connecticut Med 41: 10
22. Blix M (1895) Die Länge und die Spannung des Muskels. Scand Arch Physiol 5: 173
23. Bodenheimer MM, Banka VS, Helfant RH (1976) Reversible asynergy and its determinants. Chest 69: 87
24. Böhm H (1981) Stationäre kardiologische Rehabilitation. Österr Ärztezeitung 36/ 19: 1209

25. Bonanno JA, Lies JE (1974) Effects of physical training on coronary risk factors. Am J Cardiol 33: 760
26. Bonow RO, Epstein SE (1981) Effects of verapamil on left ventricular filling in patients with hypertrophic cardiomyopathy. In: Zanchetti A, Krikler DM (eds) Calcium antagonism in cardiovascular therapy. Experience with verapamil. Excerpta Medica, Amsterdam Oxford Princetown
27. Bonow RO, Rosing DR, Bacharach SL, et al (1981) Effects of verapamil on left ventricular systolic function and diastolic filling in patients with hypertrophic cardiomyopathy. Circulation 64: 4
28. Bonow RO, Bacharach StL, Green MV, Kent KM, Rosing DR, Lipson LC, Leon MB, Epstein StE (1981) Impaired left ventricular diastolic filling in patients with coronary artery disease: assessment with radionuclide angiography. Circulation 64: 315
29. Borelli G (1927) De motu animalium, Rom 1681. In: Bishop LF, Neilson J jr (eds) History of cardiology. Medical Life Press, New York
30. Borer JS, Bacharach SL, Green MV, Kent KM, Epstein SE, Johnston GS (1977) Real-time radionuclide cineangiography in the noninvasive evaluation of global and regional left ventricular function at rest and during exercise in patients with coronary artery disease. N Engl J Med 296: 839
31. Borer JS, Bacharach SL, Green MV, Kent KM, Johnston GS, Epstein SE (1978) Effect of nitroglycerin on exercise-induced abnormalities of left ventricular regional function and ejection fraction in coronary artery disease. Circulation 57: 314
32. Brandt D (1984) Das Lusitorpieverhalten bei Patienten mit koronarer Herzkrankheit. Wien Med Wochenschr 134: 83
33. Braunwald E, Kloner RA (1982) The stunned myocardium: prolonged, postischemic ventricular dysfunction. Circulation 66: 1146
34. Breuel HP, Knopp R, Felix R, Neumann GP, Atland H, Winkler C (1978) Funktionsszintigraphie der Kontraktilität des linken Ventrikels II. Methodische Untersuchungen zur Backgroundkorrektur. Fortschr Röntgenstr 129/1: 18—23
35. Breuel HP, Fischer P, Knoop R (1979) Nuklearmedizinisch bestimmte Volumenkurven des linken Ventrikels. Nucl Med 4: 172
36. Bristow JD, van Zee BE, Judkins MP (1970) Systolic and diastolic abnormalities of left ventricle in coronary artery disease: studies in patients with little or no enlargement of ventricular volume. Circulation 42: 219
37. Brüggemann T, Schwietzer U, von Leitner ER, Kruck I, Kopenhagen K, Reuter E, Biamino G (1984) Nichtinvasive Bestimmung der linksventrikulären Ejektionsfraktion mit einer mobilen EKG-getriggerten Szintillationsmeßsonde. Korrelation zu Cineventrikulogra-

phie, Echokardiographie und Radionuklidventrikulographie. Z Kardiol 73: 15—20

38. Buchwalksy R, Bahls J, Pinno D, Caliman J (1977) Auswirkungen eines körperlichen Trainings auf die gestörte Hämodynamik nach Herzinfarkt. Verh Dtsch Ges Inn Med 83: 242
39. Buchwalsky R (1984) Beurteilung der Leistungsfähigkeit im Erwerbsleben nach Herzinfarkt. Der medizinische Sachverständige 3
40. Burow RD, Strauss HW, Singleton R, Pond M, Rehn T, Baily IK, Griffith LC, Nickoloff E, Pitt B (1977) Analysis of left ventricular function from multiple gated cardiac blood pool imaging. Circulation 56: 1024
41. Bussmann WD, Mayer V, Kober G, Kaltenbach M (1978) Regionale Ventrikelfunktion in Ruhe, unter Volumen- und körperlicher Belastung vor und nach aortokoronarer Bypass-Operation. Z Kardiol 67: 384
42. Bussmann WD, Mayer V, Kober G, Kaltenbach M (1979) Ventricular function at rest, during leg raising and physical exercise before and after aortocoronary bypass surgery. Am J Cardiol 43: 488
43. Bussmann WD (1981) Hämodynamik bei koronarer Herzkrankheit unter Belastung. Konsequenzen für eine Bewegungstherapie. In: Hopf R, Kaltenbach M (Hrsg) Bewegungstherapie für Herzkranke. Urban und Schwarzenberg, München Wien Baltimore, S 9—24
44. Caldwell JH, Hamilton GW, Sorensen SG, Ritchie JL, Williams DL, Kennedy JW (1980) the detection of coronary artery disease with radionuclide techniques: A comparison of rest-exercise thallium imaging and ejection fraction response. Circulation 61: 610
45. Califf RM, Burks JM, Behar VS, Margolis JR, Wagner GS (1978) Relationship among ventricular arrhythmias, coronary artery disease, and angiographic and electrocardiographic indicators of myocardial fibrosis. Circulation 57: 725—732
46. Calvert A, Lown B, Gorlin R (1977) Ventricular premature and anatomically defined coronary heart disease. Am J Cardiol 39: 627
47. Cannom DS, Miller DG, Shumway NE (1974) The longterm follow up of patients undergoing saphenous vein bypass surgery. Circulation 49: 77—85
48. Carroll JD, Hess OM, Hirzel HO, Krayenbühl HP (1983) Dynamics of left ventricular filling at rest and during exercise. Circulation 68: 59
49. Carroll JD, Hess OM, Hirzel HO, Turina M, Krayenbühl HP (1985) Left ventricular systolic and diastolic function in coronary artery disease: effects of revascularization on exercise-induced ischemia. Circulation 72/1: 119—129

50. Chiang BN, Perlman LV, Ostrander LD, et al (1969) Relationship of premature systoles to coronary heart disease and sudden death in the Tecumseh epidemiologic study. Ann Intern Med 70: 1159
51. Chiang BN, Perlman LV, Fulton M, Ostrander LD, Epstein FH (1970) Predisposing factors in sudden cardiac death in Tecumseh/Michigan. A prospective study. Circulation 41: 31
52. Clausen JP, Trap-Jensen J (1976) Heart rate and arterial blood pressure during exercise in patients with angina pectoris. Circulation 53: 436
53. Cohn PF, Gorlin R, Hermann MV, Sonnenblick EH, Horn HR, Cohn LH, Collins JJ (1976) Relation between contractile reserve and prognosis in patients with coronary artery disease and a depressed ejection fraction. Circulation 54: 790
54. Czer L, Hamer A, Murphy F, Bussell J, Chaux A, Bateman T, Matloff J, Gray RJ (1983) Transient hemodynamic dysfunction after myocardial revascularization. J Thorac Cardiovasc Surg 86: 226
55. DeBoer FWV, Ingwall JS, Klöner RA, Braunwald E (1980) Prolonged derangements of canine myocardial purine metabolism after a brief coronary artery occlusion not associated with anatomic evidence of necrosis. Proc Nat Acad Sci 77: 5471
56. Diamond G, Forrester JS (1972) Effect of coronary artery disease and acute myocardial infarction on left ventricular compliance in man. Circulation 45: 11
57. Ditchey RV, Watkins J, McKirnan MD, Froelicher V (1981) Effects of exercise training on left ventricular mass in patients with ischemic heart disease. Am Heart J 101: 6
58. Donato L, Guitini C, Lewis ML, et al (1972) Quantitative radiocardiography: I. Theoretical considerations. Circulation 26: 174—182
59. Donato L, Rochester D, Lewis ML, et al (1972) Quantitative radiocardiography: II. Technique and analysis of curves. Circulation 26: 183—188
60. Dwyer EJM (1970) Left ventricular pressure-volume alterations and regional disorders of contraction during myocardial ischemie induced by arterial pacing. Circulation 42: 1111
61. Ellis RJ, Mangano DT, van Dyke DC (1979) Relationship of wedge pressure to end-diastolic volume in patients undergoing myocardial revascularization. J Thorac Cardiovasc Surg 78: 605
62. English MT, Logan GA, Eyer KM, et al (1975) Employment following coronary artery bypass graft surgery. Circulation 144 [Suppl] 2: 51—52
63. Erdmann E, Brown L, Lorenz B (1985) Altersabhängige Regulation der Herzglykosidrezeptoren. Z Kardiol 74 [Suppl] 3: 6

64. Findlay J, Taylor R, Elliott AT, Dumin JVGA, Dargie HJ (1984) Gold 195 M radionuclide ventriculography in the assessment of left ventricular performance in fit elederly men (Abstracts). Symposium on exercise and old age, Vienna, March 29—April 1
65. Fioretti P, Brower RW, Neester GT, Serruys PW (1980) Interaction of left ventricular relaxation and filling during early diastole in human subjects. Am J Cardiol 46: 197
66. Flessas AP, Conelly GP, Handa S, Tilney CR, Kloster CK, Rimmer RH, Keefe JF, Klein MD, Ryan TH (1976) Effects of isometric exercise on the end-diastolic pressure, volumes, and function on the left ventricle man. Circulation 53: 839
67. Folse R, Braunwald E (1962) Pulmonary vascular dilution curves recorded by external detection in the diagnosis of left-to-right-shunts. Br Heart J 24: 166—172
68. Forrester JS, Diamond GA, Swan HJC (1977) Correlative classification of clinical and hemodynamic function after acut myocardial infarction. Am J Cardiol 39: 137
69. Frank O (1885) Zur Dynamik des Herzmuskels. Z Biol 32: 370—437
70. Frank O (1898) Die Arbeit des Herzens und ihre Bestimmung durch den Herzindikator. Sitzungsberichte der Gesellschaft der Morphologie und Physiologie, München, S 14
71. Frank O (1901) Isometrie und Isotonie des Herzmuskels. Z Biol 41: 14—34
72. Frank O (1913) Blut und Blutbewegung II. In: Tigerstedt R (Hrsg) Handbuch der physiologischen Methodik. Hirzel, Leipzig, S 1—321
73. Franke H (1985) Kardiovaskuläre Befunde bei über 100jährigen. Z Kardiol 74 [Suppl] 3: 7
74. Franklin TD, et al (1980) Differentiation of A-mode ultrasound signals from normal and ischemic myocardium by multivariate discriminant analysis of wave from parameters. Am J Cardiol 45: 403
75. Frenzel H (1985) Das Herz im Alter. Z Kardiol 74 [Suppl] 3: 5
76. Frischknecht J, Steele P, Kirch D, Jensen D, Vogel R (1979) Effect of exercise on left ventricular ejection fraction in men with coronary artery disease. Am Heart J 97: 494
77. Gaasch WH, Levine HJ, Quinones MA, Alexander JK (1976) Left ventricular compliance: mechanism and clinical implications. Am J Cardiol 38: 645
78. Gaasch WH, Carroll JD, Blaustein AS, Bing OHL (1982) The effect of verapamil on isovolumic relaxation rate in the intact dog heart. In: Diastolic function of the heart. International symposium, Hamburg, September 24—25

79. Ganz W, Donoso R, Marcus HS, Forrester JS, Swan HJC (1971) A technique for measurement of cardiac output by thermodilution in man. Am J Cardiol 27: 392
80. Gibson DG, Prewitt DA, Brown DJ (1976) Analysis of left ventricular wall movement during isovolumic relaxation and its relation to coronary artery disease. Br Heart J 38: 1010
81. Glantz SA, Parmley WW (1978) Factors which affect the diastolic pressure-volume curve. Circ Res 42: 172
82. Gorlin R (1977) Current concepts in cardiology: Practical cardiac hemodynamics. N Engl J Med 296: 203
83. Gray R, Maddahi J, Bermann D, Raymond M, Waxman A, Ganz W, Matloff J, Swan JC (1979) Scintigraphic and hemodynamic demonstration of transient left ventricular dysfunction immediately after uncomplicated coronary artery bypass grafting. J Thorac Cardiovasc Surg 77: 504
84. Green MW, Brody WR, Douglas MA, Borer JS, Ostrow HG, Line BR, Bacharach SL, Johnston GS (1978) Ejection fraction by count rate from gated images. J Nucl Med 19: 880
85. Grodzinski E, Kreutz F, Blümchen G, Borer JS (1983) Über das Verhalten der Ruhe- und Belastungs-Auswurffraktion (EF) bei Herzinfarktpatienten vor und nach vierwöchigem Training. Vergleich zu einer Kontrollgruppe. Z Kardiol 72: 105—118
86. Grossman W, McLaurin LP (1976) Diastolic properties of the left ventricle. Ann Int Med 84: 316
87. Haber-Höninger B, Klicpera M, Niederberger M (1984) Ergebnisse eines 3-monatigen Ausdauertrainings auf einem Fahrradergometer bei alten Menschen zwischen 67 und 76 Jahren. Acta Med Austr 3/4: 107
88. Haerten K, Both A, Krelhaus W, Loogen F (1976) Die Hämodynamik des kleinen Kreislaufs bei Herzgesunden unter mehrstufiger Ergometerbelastung. Med Welt 27: 2386
89. Halhuber MJ, Milz HP (1972) Praktische Präventiv-Kardiologie. Urban und Schwarzenberg, München Berlin Wien
90. Halhuber MJ (1977) Prinzipien einer umfassenden Rehabilitation nach Herzinfarkt. Zschr Physikal Medizin 3: 109—117
91. Halhuber C (1980) Rehabilitation in ambulanten Koronargruppen. Springer, Berlin Heidelberg New York, S 44
92. Halhuber M (1982) Rehabilitation des Koronarkranken. Perimed, Erlangen
93. Hammermeister KE, Warbasse JR (1974) The rate of change of left ventricular volume in man. II. Diastolic events in health and disease. Circulation 49: 739

94. Hanrath P, Mathey DG, Kremer P, Sonntag F, Bleifeld W (1980) Effect of verpamid on left ventricular isovolumic relaxation time and regional left ventricular filling in hypertrophie cardiomyopathy. Am J Cardiol 45: 1258
95. Hanrath P, Mathey DG, Siegert R, et al (1980) Left ventricular relaxation and filling in different forms of left ventricular hypertrophy: an echocardiographic study. Am J Cardiol 45: 15
96. Hanrath P, Mathey DG, Kremer P, Sonntag F, Bleifeld W (1980) Effect of verapamil on left ventricular isovolumic relaxation time and regional left ventricular filling hypertrophic cardiomyopathy. Am J Cardiol 45: 1258
97. Hayes D (1985) Persönliche Mitteilung
98. Hayes D, Borer JS, Moses JW, Carter J (1982) Exercise induced systolic abnormalities predicted by diastolic filling measurements using a non-imaging radionuclide probe. Clin Res 30: 671 A
99. Helmers C, Hofvendahl S, Lundman T, Rehnqvist N, Sjörgen A, Wester PP (1975) Prediction of sudden death in patients discharged after acute myocardial infarction. Eur J Cardiol 3: 187
100. Hess OM, Koch R, Bamert C, Krayenbühl HP (1980) Regional wall stiffness during acut myocardial ischaemia in the canine left ventricle. Eur Heart J 1: 435
101. Hess O (1982) Diastolische Funktion des linken Ventrikels. In: Thieme Copythek, Stuttgart
102. Heyden S (1981) Präventive Kardiologie, Ergebnisse aus Interventions-Studien. Böhringer Mannheim
103. Hollmann W (1973) Zitiert nach: Kubicek F, Kiss B (1973) Rehabilitation nach Herzinfarkt. Intensivmedizin 10: 420
104. Hollmann W (1983) Körperliches Ausdauertraining — Wirkung und Regeln. Fortschr Med 101: 1665—1667
105. Hollman W, Rost R, Liesen H (1985) Die Bedeutung des Sports für das Herz des älteren Menschen. Z Kardiol 74 [Suppl] 3: 6
106. Hollmann W, Liesen H, Rost R, Heck H, Satomi J (1985) Präventive Kardiologie: Bewegungsmangel und körperliches Training aus epidemiologischer und experimenteller Sicht. Z Kardiol 74: 46—54
107. Hopf R (1981) Indikationen und Kontraindikationen für die Teilnahme an Herzgruppen. In: Hopf R, Kaltenbach M (Hrsg) Bewegungstherapie für Herzkranke. Urban und Schwarzenberg, München Berlin Wien
108. Hossak KF, Bruce RA, Ritterman JB, et al (1982) Divergent effects of diltiazem in patients with exertional angina. Am J Cardiol 49: 538
109. Hung J, McKillop J, Goris M, DeBusk R (1981) The effects of exercise training on myocardial ischemia and left ventricular function soon

after myocardial infaction: A randomized study. Circulation 64 [Suppl] 4: 748

110. Jehle J, Benesch L, Neuhaus KL, Rönsberg P, Spiller C, Wolter F, Loogen F, Bircks W (1979) Klinische angiographische und hämodynamische Befunde vor und nach koronarer Revascularisation. Z Kardiol 68: 839
111. Jengo JA, Freeman R, Brizendine M, Mena J (1980) Detection of coronary artery disease: Comparison of exercise stress radionuclide angiocardiography and thallium stress perfusion scanning. Am J Cardiol 45: 535
112. Jensen D, Atwood JE, Froelicher V, McKirnan MD, Battler A, Ashburn W, Ross J (1980) Improvement in ventricular function furing exercise studied with radionuclide ventriculography after cardiac rehabilitation. Am J Cardiol 46: 770
113. Just H, von Mengden HJ (1976) Herzkatheter-Diagnostik in Kardiologischer Diagnostik. Studienreihe Böhringer Mannheim
114. Kallio V, Hämälainen H, Hakila J, Luuvila OJ (1979) Reduction in sudden death by a multifactorial intervention programme after acute myocardial infarction. Lancet ii: 1091
115. Katz AM, Repke DI (1973) Calcium-membrane interactions in the myocardium: effects of ouabain, epinephrine, and 3′,5′cyclic adenosine monophosphate. Am J Cardiol 31: 415
116. Katz A (1977) Physiology of the heart. New York, Raven Press, p 426
117. Katz AM, Smith VE (1984) Relaxation abnormalities, part I: mechanisms. Hosp Practice: 69
118. Kent KM, Borer JS, Green MV, Bacharach SL, McIntosh CL, Conkle EM, Epstein SE (1978) Effects of coronary-artery bypass on global and regional left ventricular function during exercise. N Engl J Med 298: 1434
119. Klein W, Brandt D, Schreyer H (1975) Beurteilung der linksventrikulären Funktion Koronarkranker mittels Frequenzbelastung. Acta Med Austr 2: 10
120. Klein W (1977) Herzinfarktprophylaxe und Rehabilitation. Wien Med Wochenschr 127: 594
121. Klepzig H (1981) Belastungsprüfung von Herz und Kreislauf. Perimed, Erlangen
122. Koenig W, Schinz A, Bungeroth KA, Halhuber MJ, Hoffmann H, Kollmann G (1981) Ventrikuläre Arrhythmien und linksventrikuläre Funktion bei koronarer Herzerkrankung. Z Kardiol 70: 158—162
123. Kolibash AJ, Goodenow JS, Bush CA, Tetalman MR, Lewis RP (1979) Improvement of myocardial perfusion and left ventricular function after coronary artery bypass grafting in patients with unstable angina. Circulation 59: 66

124. Kotler MN, Tabatznik B, Mower MM, Tominaga S (1973) Prognostic significance of ventricular ectopic beats with respect to sudden death in the late pastinfarction period. Circulation 47: 959

125. Krayenbühl HP, Hirzel HO, Hess OM, Senn M (1983) Behandlung der hypertrophen Kardiomyopathie mit Kalzium-Antagonisten. In: Fleckstein A, Hashimoto K, Herrmann M, Schwarz A, Seipel L (eds) Calcium antagonists-recent developments and prospects. Diltiazem Workshop 1982. Fischer, Stuttgart

126. Krayenbühl HP, Hess OM, Hirzel HO, Carrole JD (1984) Hämodynamik unter Ischämie, systolische Phase. In: Schaper W, Gottwilk MG, Lichtlen PR, Loogen F (Hrsg) Koronarsklerose, koronare Herzkrankheit. Z Kardiol 73 [Suppl] 2: 127—134

127. Kubicek F (1977) Rehabilitation am Beispiel des Myokardinfarktes. Rehabilitation 16: 72

128. Lagerström D (1978) Praxisgerechtes Einstufungsverfahren für die rehabilitative Kardiologie. Rehabilitation 1: 36—38

129. La Manna M, Fajman L (1980) Comparison of single probe techniques, multigated equilibrium blood pool and cardiac catheterization. Ejection fraction in random cases. Scientific exhibit. RSNA, November

130. Lee AP, Ice R, Blessey R, Saumarco ME (1979) Longterm effects of physical training on coronary patients with impaired ventricular function. Circulation 60/7: 1519

131. Leb G (1974) Die radiokardiographische Messung des Schlagvolumens. Untersuchungen zur Methodik und Anwendung zum Nachweis der Digitaliswirkung. Wien Med Wochenschr 124/19: 3

132. Lewis ML, Guitini C, Donato L (1972) Quantitative radiocardiography: III. Results and validation of theory and method. Circulation 26: 189—199

133. Lichtlen P, Liese W, Leitz K, Borst HG (1978) Postoperative Klinik nach aorto-koronarem Venen-Bypass in Relation zum Ausmaß der Revascularisation. Z Kardiol 67: 83

134. Lichtlen PR, Bethge KP, Platiel P (1980) Inzidenz des plötzlichen Herztodes bei Koronarpatienten in Abhängigkeit von Anatomie und Rhythmusprofil. Z Kardiol 69: 639—648

135. Liu XJ, Harrison KS, Douglass KH, Camargo EE, Wagner HN (1982) A simplified method for background correction in measurement of left ventricular ejection fraction. J Nucl Med 23: 81

136. Loogen R, Bornikoel K, Krelhaus W (1975) Indikation zur Koronarchirurgie unter Berücksichtigung hämodynamischer Resultate. Z Kardiol 64: 254

137. Low RI, Takeda P, Lee G, et al (1981) Effects of diltiazem-induced calcium blockade upon exercise capacity in effort angina due to chronic coronary artery disease. Am Heart J 101: 713

138. Lown B, Wolf M (1971) Approaches to sudden death from coronary heart disease. Circulation 44: 130

139. Lown B, Calvert AF, Armington R, Ryan M (1975) Monitoring for serious arrhythmias and high risk of sudden death. Circulation 52 [Suppl] 3: 189

140. Lown B, Graboys TB (1977) Sudden death: An ancient problem newly perceived. Cardiovasc Med 2: 219

141. Luethy E, Galetti PM (1966) In vivo evaluation of the thermodilution technique for measuring cardiac output. Helv Physiol Pharmakol Acta 24: 15

142. Lunkenheimer PP, Lunkenheimer A, Torrent-Guasp F (1985) Kardiodynamik: Wege zur strukturgerechten Analyse der Myokardfunktion. Perimed, Erlangen

143. Maddahei J, Bermann DS, Silverberg R, Charuzi Y, Buchbinder N, Gray R, Waxman KU, Shah PK, Swan HJ, Forrester J (1978) Validation of a 2-minute technique for multiple gated scintigraphic assessment of left ventricular ejection fraction and regional wall motion. J Nucl Med 19: 669

144. Mancini GBJ, Slutzky RA, Norris ShL, Bhargava V, Ashburn WL, Higgins ChB (1983) Radionuclide analysis of peak filling rate, filling fraction and time to peak filling rate. Response tc supine bicycle exercise in normal subject and patients with coronary disease. Am J Cardiol 51: 43

145. Mann T, Brodie BR, Grossmann W, McLaurin LP (1977) Effect of angina on the left ventricular diastolic pressure-volume relationship. Circulation 55: 761

146. Mann T, Goldberg S, Mudge GH, Grossman W (1979) Factors contribution to the altered left ventricular diastolic properties during angina pectoris. Circulation 59: 14

147. Marshall RC, Berger HJ, Costin J, Wolberg J, Freidman G, Cohen L, Gottschalk A, Zaret BL (1977) Assessment of cardiac performance with quantitative radionuclide angiocardiography. Sequential left ventricular ejection fraction, ejection rate and regional wall motion. Circulation 56: 820

148. Marshall RC, Berger HJ, Reduto LA, Gottschalk A, Zaret BL (1978) Variability in sequential measures of left ventricular performance assessed with radionuclide angiocardiography. Am J Cardiol 41: 531

149. Masao N, Omote Sh, Takizawa A, Yasue H (1983) Effect of Diltiazem on left ventricular isovolumic relaxation time in patients with hypertrophic cardiomyopathy. Jap Circulation J 47: 54—58
150. Maseri A, Severi S, Denes M, l'Abate A, Chierza S, Marzilli M, Balestra AM, Parodi O, Distante A (1978) Variant angina: One aspect of a continuous spectrum of vasospastic myocardial ischemia. Am J Cardiol 42: 1019
151. Mason DT (1973) Regulation of cardiac performance in clinical heart disease. Am J Cardiol 32: 437
152. Massie BM, Botvinick EH, Brundage BH, Greenberg B, Shames D, Gelberg H (1978) Relationship of regional myocardial perfusion to segmental wall motion. A physiologic basis for understanding the presence and reversibility of asynergy. Circulation 58: 1154
153. Mathey D, Decodt P, Swan HJC (1977) Nicht-invasive Methode zur Beurteilung einer pathologischen Ventrikelfüllung. Verh Dtsch Ges Inn Med, S 229—231
154. McLaurin LP, Rolett EL, Grossmann W (1973) Impaired left ventricular relaxation during pacing induced ischemia. Am J Cardiol 32: 751
155. Miller DC, Daughters GT, Derby GC, Mitchell RS, Ingels NB, Stinson EB, Alderman EL (1985) Effects of early postoperative volume loading on left ventricular systolic function (including left ventricular ejection fraction determined by myocardial marker) after myocardial revascularization. Circulation 72 [Suppl] 2: 207
156. Mirsky I, Cohen PP, Levine JA, Gorlin R, Hermann AV, Kreulen TH, Sonnenblick EH (1974) Assessment of left ventricular stiffness in primary myocardial disease and coronary artery disease. Circulation 50: 128
157. Mirsky I (1984) Assessment of diastolic function: suggested methods and future considerations. Circulation 69: 836
158. Morris JN, et al (1980) Vigorous exercise in leisure-time: Protection against coronary artery disease. Lancet ii: 1207—1210
159. Mühlberger V, Knapp E (1985) Abnahme der linksventrikulären Arbeit nach erfolgreicher aortokoronarer Bypass-Operation. Herz/Kreislauf 8: 403—410
160. Mullins CB, Mason DT, Ashburn WL (1969) Determination of left ventricular volume by radioisotope angiography. Am J Cardiol 24: 72—77
161. Murray JA, Chim N, Peterson DR (1974) Influence of left ventricular function on early prognosis in atherosclerosic heart disease. Am J Cardiol (abstr) 33: 159

162. Nechwatal W, Eversmann A, König E (1975) Erfahrungen mit dem Einschwemmkatheter in der Funktionsdiagnostik des Herzens. Münchn Med Wochenschr 117: 1565

163. Nechwatal W, Eversmann A, Bier P, König E (1976) Die Bestimmung des Herzzeitvolumens mit einer automatisierten Thermodilutionsmethode. Klin Wochenschr 54: 677

164. Nechwatal W, Sigel H, Bitter F, Geffers H, Kress P, Adam WE, Stauch M (1980) Die globale und regionale Funktion des linken Ventrikels bei koronarer Herzerkrankung nach Betablockade und Furosemid. Dtsch Med Wochenschr 105: 1687

165. Nechwatal W (1984) Die Ventrikelfunktion bei Patienten mit Angina pectoris: Einfluß von β-adrenerger Blockade und Nitraten. Springer, Berlin Heidelberg New York Tokyo

166. Nelson GR, Cohn PF, Gorlin R (1975) Prognosis in medically treated coronary artery disease. Circulation 52: 408

167. Niederberger M (1982) Prinzipien der Ergometrie. Herz 7: 1

168. Ninomiya L, Hashida J, Reft I, Choux E, Shell W, Fishbei MC, Ritt I, Yano J, Ganz W (1981) Brief repeat episodes of ischemia have a cumulative effect and may cause myocardial necrosis. Am J Cardiol 47: 445

169. Nishimura T, Uehara T, Kozuka T (1980) Evaluation of left ventricular function by single probe systems. Jap J Nucl Med 17

170. Nixon JV, Brown CN, Smitherman TC (1982) Identification of transient and persistent segmental wall motion abnormalities in patients with unstable angina by two dimensional echocardiography. Circulation 65: 1497

171. Noble MIM, Trenchard D, Guz A (1966) Left ventricular ejection in conscious dog: I. Measurement and significance of the maximum acceleration of blood from the left ventricle. Circulation Res 19: 139—147

172. Pagani M, Vatner SF, Baig H, Braunwald E (1978) Initial myocardial adjustment to brief periods of ischemia and reperfusion in the conscious dog. Circulation Res 43: 83

173. Papapietro SE, Coghlan HC, Zissermann D, Russel RO, Rackley CE, Rogers WJ (1979) Impaired maximal rate of left ventricular relaxation in patients with coronary artery disease and left ventricular dysfunction. Circulation 59: 984

174. Parmley WW, Sonnenblick EH (1969) Relation between mechanics of contraction and relaxation in mammalian cardiac muscle. Am J Physiol 216: 1084

175. Petersen P (1981) Geeignete und nicht geeignete Formen der Bewegungstherapie. In: Hopf R, Kaltenbach M (Hrsg) Bewegungstherapie für Herzkranke. Urban & Schwarzenberg, München Berlin Wien, S 112
176. Phillips HR, Carter JE, Okada RD, Levine FH, Boucher CA, Osbakken M, Lappas D, Buckley M, Pohost GM (1983) Serial changes in left ventricular ejection fraction in the early hours after aortocoronary bypass grafting. Chest 83: 28
177. Pichler M, Fridrich L, Mostbeck G, Eghbalian F, Gassner A (1984) Scintigraphic left ventricular function during exercise in elderly patients with coronary artery disease. Eur Heart J 5 [Suppl] E: 55
178. Port S, McEwan P, Cobb FR, Jones RH (1981) Influence of resting left ventricular function on the left ventricular response to exercise in patients with coronary artery disease. Circulation 63: 856
179. Prichard W, McIntyre WJ, Moir TW (1958) Circulation 18: 1147
180. Prinzmetal W, Corday E, Bergmann HC, Schwarz L, Spritzler PJ (1948) Radiocardiography: a new method for studying blood flow through chambers of heart in human beings. Science 108: 340—341
181. Quinones MA, Gaasch WH, Alexander JK (1976) Influence of acute changes in preload, afterload, contractile state and heart rate on ejection and isovolumic indices of myocardial contractility in man. Circulation 53: 293
182. Qureshi S, Wagner HN, Alderson PO (1978) Evaluation of left ventricular function in normal persons and patients with heart disease. J Nucl Med 19: 135
183. Rankin JS, Arentzen CE, Ring WS, Edwards CH, McHale PA, Anderson RW (1980) The diastolic mechanical properties of the intact left ventricle. Fed Proc 39: 141
184. Reduto LA, Wickenmeyer WJ, Young JB, Ventura LA del, Reid JW, Glaeser DH, Quinones MA, Miller RR (1981) Left ventricular diastolic performance at rest and during exercise in patients with coronary artery disease. Assessment with first-pass radionuclide angiography. Circulation 63: 1228
185. Reduto LA, Lawrie GM, Reid JW, Whissenand HH, Noon GP, Kanon D, DeBakey ME, Miller RP (1983) Sequential postoperative assessment of left ventricular performance with gated cardiac blood pool imaging following aortocoronary bypass surgery. Am Heart J 101: 59
186. Rentrop P, Schober B, Roskamm H, Reindell H, Schmuziger M, Faidutti B, Hahn C (1976) Funktionsverbesserung im Laevogramm nach aorto-koronarer Bypass-Operation. Z Kardiol 65: 405
187. Retzlaff JA, et al (1969) Erythrocyte volume, plasma volume and peak body mass in adult men and women. Blood 33: 649

188. Rimm AA, Barboriak JJ, Anderson AJ, Simon JS (1976) Changes in occupation after aortocoronary vein bypass operation. JAMA 236: 361—364
189. Roskamm H, Brants N, Reindell H (1973) Zit. nach Kubicek F, Kiss E: Rehabilitation nach Herzinfarkt. Intensivmedizin 10: 420
190. Roskamm H, Rentrop P, Peterson J (1976) Die Ventrikelfunktion bei koronarer Herzerkrankung. Verh Dtsch Ges Kreislaufforsch 42: 50
191. Roskamm H (1980) Einschwemmkatheterisierung. In: Kaltenbach M, Roskamm H (Hrsg) Vom Belastungs-EKG zur Koronarangiographie. Springer, Berlin Heidelberg New York, S 83
192. Rost R (1984) Herz und Sport. Perimed, Erlangen
193. Rousseau MF, Pouleur H, Detry JMR, Brasseur LA (1981) Relationship between changes in left ventricular inotropic state and relaxation in normal subjects and in patients with coronary artery disease. Circulation 64: 736
194. Ryan M, Lown B, Horn H (1975) Comparison of ventricular ectopic activity during 24-hour monitoring and exercise testing in patients with coronary heart disease. N Engl J Med 292: 224
195. Sachs L (1978) Angewandte Statistik. Springer, Berlin Heidelberg New York
196. Samek L, Kirste D, Roskamm H, Stürzenhofecker P, Prokoph J (1977) Herzrhythmusstörungen nach Herzinfarkt. Herz-Kreislauf 9: 641—649
197. Sanmarco ME, Philips ChM, Marquez LA, Hall Ch, Davila JC (1971) Measurement of cardiac output by thermodilution. Am J Cardiol 28: 54
198. Sauer E, Sebening H, Hör G, et al (1978) Nicht-invasive Erfassung der Dynamik des linken Ventrikels. Dtsch Med Wochenschr 103: 1199
199. Sauer E, Sebening H, Dressler J, et al (1979) Linksventrikuläre Funktionsbeurteilung in Ruhe und unter Ergometerbelastung mit der Herzbinnenraumszintigraphie bei koronarer Herzkrankheit. Herz/Kreislauf 11: 286
200. Sauer E, Sebening H (1980) Myokard- und Ventrikelszintigraphie, Grundlagen und klinische Anwendung. In: Kardiologische Diagnostik. Studienreihe Boehringer Mannheim
201. Schaffer WA, Cobb LA (1975) Recurrent ventricular fibrillation and modes of death in survivors of out-of-hospital ventricular fibrillation. N Engl J Med 293: 259
202. Schneider W, Kunkel B, Kohl S, Reifart N, Bussmann WD, Satter P, Kaltenbach M (1981) Untersuchungen zur postoperativen Reversibilität akinetischer Segmente. Z Kardiol (Abstr) 70: 617

203. Schnellbacher K, Samek L, Heidecker K, Roskamm H (1979) Die Belastbarkeit und Arbeitsfähigkeit bei Patienten nach aortokoronarer Bypass-Operation. Med Sachverständige 9
204. Schröder W (1972) Körperliches Training, Herzleistung und Skelettmuskeldurchblutung. Herz-Kreislauf 4: 288—292
205. Schulz W, Jost S, Kaltenbach M, Kober G (1983) Antianginöse Wirksamkeit des Kalziumantagonisten Nifedipin in Abhängigkeit vom Koronarbefall. Z Kardiol 72: 657
206. Schulze RA, Strauss HW, Pitt B (1977) Sudden death in the year following myocardial infarction. Am J Med 62: 192—199
207. Serizawa T, Vogel WM, Apstein CS, Grossman W (1981) Comparison of acute alterations in left ventricular relaxation in left ventricular relaxation and diastolic chamber stiffness induced by hypoxia and ischemia. Role of myocardium oxygen supply—demand imbalance. J Clin Invest 68: 91
208. Shapiro S, Weinblatt E, Frank C, Sagar R (1965) The H.I.P. study of incidence and prognosis of coronary heart disease. I. Chron Dis 18: 527
209. Sharma SD, Ballantyne F, Goldstein S (1974) The relationship of ventricular asynergy in coronary artery disease to ventricular premature beats. Chest 66/4: 358—362
210. Sharma B, Goodwin JF, Raphael MJ, Steiner RE, Rainbow Gr G, Taylor SH (1976) Left ventricular angiography on exercise. A new method of assessing left ventricular function in ischaemic heart disease. Br Heart J 38: 59
211. Sigwart U, Trieb G, Gleichmann U, Fassbender D (1980) Left ventricular angiography during exercise or after nitroglycerin. A critical evaluation. In: Rudolph W, Schrey A (Hrsg) Nitrate II: Wirkung auf Herz und Kreislauf. Urban & Schwarzenberg, München Wien Baltimore, S 130
212. Simon H, Gross-Fengels W, Schilling G, Schaede A (1980) Ventrikuläre Rhythmusstörungen im abulanten Langzeit-EKG in Anhängigkeit vom Befund im Belastungs-EKG. Herz-Kreislauf 12: 103—110
213. Singh R, Raniera J, Vest HR, Bowers DC, Dammann JF (1970) Simultaneous determinations of cardiac output by thermodilution, fiberoptic and dye-dilution methods. Am J Cardiol 25: 579
214. Slutsky R, Pfisterer M, Verba J, Batter A, Ashburn W (1980) Influence of different background and left ventricular assignments on the ejection fraction in equilibrium radionuclide angiography. Radiology 135: 725—730
215. Steele PP, Dyke D van, Flow RS, Anger HO, Davies H (1974) Simple and safe bedside method for serial measurement of left ventricular

ejection fraction, cardiac output and pulmonary blood volume. Br Heart J 36: 122—131

216. Steinrücken H (1983) Die Arbeitsfähigkeit nach aorto-koronarer Bypass-Operation. Dissertation, Freiburg
217. Strashun A, Horowitz SF, Goldsmith SJ, Teichholz LE, Dicker A, Miceli K, Gorlin R (1981) Noninvasive detection of left ventricular dysfunction with a portable electrocardiographic gated scintillation probe device. Am J Cardiol 47: 610—617
218. Strauss HW, Zaret BL, Hurley PJ, Natarajan TK, Pitt B (1971) Sciniphotographic method for measuring left ventricular ejection fraction in man without catheterization. Am J Cardiol 28: 575—580
219. Swan HJC (1979) Mechanical function of the heart and its alteration during myocardial ischemia and infarction. Specific reference to coronary atherosclerosis. Circulation 60: 1587
220. Tarkowska A, Adam WE, Bitter F (1980) The „Nuclear Stethoscope" in the evaluation of the left ventricular function. In: Höfer R, Bergmann H (Hrsg) Radioaktive Isotope in Klinik und Forschung 14/1. Gasteiner international symposium. H Egermann, Wien, S 55—66
221. Tebbe U, Hoffmeister N, Sauer G, Neuhaus KL, Kreuzer H (1980) Changes in left ventricular diastolic function in coronary artery disease with and without angina pectoris assessed from exercise ventriculography. Clin Cardiol 3: 19
222. Theroux P, et al (1976) Regional myocardial function in the conscious dog during acute coronary occlusion and response to porphine, propranolol, nitroglycerine and lidocaine. Circulation 53: 302
223. Upton MT, Newman GE, Port S, Rerych SK, Jones RH (1979) Left ventricular function during two levels of exercise in patients with coronary artery disease. Am J Cardiol 43: 433
224. Vedin JA, Wilhelmsson C, Elmfeldt D, Tibblin G, Wilhelmsen L, Werkö L (1973) Sudden death: Identification of high risk groups. Am Heart J 86: 124
225. Vismara LA, Amsterdam EA, Mason DT (1975) Relation of ventricular arrhythmias in the late hospital phase of acute myocardial infarction to sudden death after hospital discharge. Am J Med 59: 6
226. Vorphal U, Hohn W, Blümchen G (1977) Die Wertigkeit von Ruhe-EKG, Belastungs-EKG, Telemetrie-EKG und 24-Stunden-Bandspeicher-EKG bei der Erfassung supraventrikulärer und ventrikulärer Extrasystolen in der späten Postinfarktphase. Verh Dtsch Ges Inn Med 83: 236
227. Vorphal U, Blümchen B (1978) Supraventrikuläre und ventrikuläre Extrasystolen bei Patienten in der späten Postinfarktphase. Z Kardiol 67: 612

228. Wagner HN, Natarajan TK, Wake R, Strauss HW, Som P, Adachi H, Fortuin N, Pitt B (1975) The nuclear stethoscope: a bedside device for continuous monitoring of ventricular performance (Abstr). Circulation 52 [Suppl] 2: 70

229. Wagner HN (1978) The use of the nuclear stethoscope for temporal imaging of left ventricular function. In: Bacharach SL (ed) Nuclear cardiology: selected computer aspects. Society of nuclear medicine, New York, pp 45—54

230. Wagner HN (1981) Use of the nuclear stethoscope to monitor ventricular function. Pract Cardiol 7: 113

231. Weidemann H (1984) Leitfaden zur beruflichen Wiedereingliederung und Berentung des Koronarkranken. Steinkopff, Darmstadt

232. Weisfeldt ML, Armstrong P, Scully HE, Sanders CA, Daggett WM (1974) Incomplete relaxation between beats after myocardial hypoxia and ischemia. J Clin Invest 53: 1626

233. Weisel RD, Burns RJ, Baird RJ, Hilton JD, Ivanov J, Mickle DA, Teoh KH, Christakis GT, Evans PJ, Scully HE, Goldman BS, McLaughlin PR (1983) A comparison of volume loading and atrial pacing following aortocoronary bypass. Ann Thor Surg 36: 322

234. Westermann KW (1973) Technik und klinische Bedeutung der Einschwemmkatheter-Methode. Med Klin 68: 1057

235. Weymann AE, Franklin TD, Egenes KM, Green D (1977) Correlation between extent of abnormal regional wall motion and myocardial infarct size of chronically infarcted dogs. Circulation 56/2: 72

236. Williams DL, Hamilton GW (1978) The effect of errors in determining left ventricular ejection fraction from radionuclide counting data. In: Bacharach SL (ed) Nuclear cardiology: selected computer aspects. New York, Society of nuclear medicine, pp 107—117

237. Young JB, Glaesen DH, Burdine JA (1979) Evaluation of diastolic ventricular performance with first pass radionuclide angiocardiography: Comparison of peak and first third filling rates. Circulation 50/2: 136

238. Zipfel J, Just H, Schmidt W (1973) Häufigkeit und Form von Arrhythmien im chronischen Verlauf des Herzinfarktes. Registrierung im Langzeit-EKG über 8 Stunden mit zwei bipolaren Abteilungen. Verh Dtsch Ges Inn Med 79: 1167

239. Zir LM, Dinsmore R, Vexeridis M, Singh JB, Harthorne JW, Daggett WM (1979) Effects of coronary bypass grafting on resting left ventricular contraction in patients studied 1 to 2 years after operation. Am J Cardiol 44: 601

240. Zwick H, Kubicek F (1975) Die Bedeutung der beeinflussenden Faktoren auf den Pulmonalarteriendruck. Herz/Kreislauf 7: 443

Sachverzeichnis

GPSR Compliance

The European Union's (EU) General Product Safety Regulation (GPSR) is a set of rules that requires consumer products to be safe and our obligations to ensure this.

If you have any concerns about our products, you can contact us on ProductSafety@springernature.com

In case Publisher is established outside the EU, the EU authorized representative is:

Springer Nature Customer Service Center GmbH
Europaplatz 3
69115 Heidelberg, Germany

Batch number: 10815962

Printed by Printforce, the Netherlands